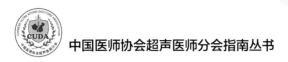

中国医师协会超声医师分会指南丛书

中国胎儿心脏超声检查指南

中国医师协会超声医师分会　编著

U0388841

人民卫生出版社

图书在版编目（CIP）数据

中国胎儿心脏超声检查指南 / 中国医师协会超声医师分会编著 . —北京：人民卫生出版社，2018

（中国医师协会超声医师分会指南丛书）

ISBN 978-7-117-26229-3

Ⅰ. ①中⋯　Ⅱ. ①中⋯　Ⅲ. ①胎前诊断 - 超声波诊断 - 指南　Ⅳ. ①R714.5-62

中国版本图书馆 CIP 数据核字（2018）第 055007 号

人卫智网	www.ipmph.com	医学教育、学术、考试、健康，
		购书智慧智能综合服务平台
人卫官网	www.pmph.com	人卫官方资讯发布平台

中国胎儿心脏超声检查指南

编　　著：中国医师协会超声医师分会
出版发行：人民卫生出版社（中继线 010-59780011）
地　　址：北京市朝阳区潘家园南里 19 号
邮　　编：100021
E - mail：pmph @ pmph.com
购书热线：010-59787592　010-59787584　010-65264830
印　　刷：三河市潮河印业有限公司
经　　销：新华书店
开　　本：889 × 1194　1/32　印张：4.5
字　　数：116 千字
版　　次：2018 年 4 月第 1 版　2024 年 5 月第 1 版第 6 次印刷
标准书号：ISBN 978-7-117-26229-3/R · 26230
定　　价：39.00 元

打击盗版举报电话：010-59787491　E-mail：WQ @ pmph.com
（凡属印装质量问题请与本社市场营销中心联系退换）

《中国胎儿心脏超声检查指南》编写委员会

组　长

董凤群　河北生殖妇产医院

副组长

谢红宁　中山大学附属第一医院

杨　娅　首都医科大学附属北京安贞医院

组　员（按姓氏笔画排序）

严英榴　复旦大学附属妇产科医院

李　军　空军军医大学（原第四军医大学）西京医院

张玉奇　上海交通大学医学院附属上海儿童医学中心

陈　倩　北京大学第一医院

罗　红　四川大学华西第二医院

罗国阳　美国康涅狄格大学医学院

袁丽君　空军军医大学（原第四军医大学）唐都医院

耿　斌　首都医科大学附属北京安贞医院

郭燕丽　陆军军医大学（原第三军医大学）西南医院

内容提要

　　本书由中国医师协会超声医师分会组织多位产前超声、儿童心脏超声、临床产科、母胎医学、心内科及心外科等领域的知名专家编写,第一章至第四章为胎儿心脏超声检查的指南性共识,包括胎儿心脏超声检查管理要求、胎儿心脏超声筛查、胎儿超声心动图检查三部分内容,从胎儿心脏超声检查分级、人员设备要求、安全性、局限性,以及超声筛查和超声心动图检查的适应证、检查时机、检查方法、注意事项、新技术等方面进行了详细的说明。另外,为了便于广大读者更好地学习胎儿心脏超声检查技术,第五章至第十章对胎儿心脏超声检查相关技术进行了阐述,内容包括胎儿心脏结构异常超声诊断、胎儿心率及节律超声评估、胎儿心脏功能超声评估、胎儿先心病遗传检测、预后评估及临床咨询。需要特别强调的是,第五章至第十章仅作为胎儿心脏超声检查技能提高的学习参考,暂不可视为胎儿心脏超声检查的指南性共识,即不能列为胎儿心脏超声必须检查的内容。本书科学实用、可操作性强,不仅有清晰的超声图像,还附有精美的三维及平面示意图,并且还可通过手机扫描二维码观看书中的动态图像,非常适合从事产前超声、胎儿心脏超声及相关临床专业医师阅读。

前　言

　　中国医师协会超声医师分会自 2007 年成立以来,认真贯彻"监督、管理、自律、维权、服务、协调"的宗旨,积极推进超声规范化工作。自 2011 年开始,分会组织了大批专家先后出版了一系列的超声检查指南,并根据技术的发展和广大医师的需求进行了修订和更新。截至目前中国医师协会超声医师分会指南丛书包括《中国浅表器官超声检查指南》《中国妇科超声检查指南》《中国肌骨超声检查指南》《中国超声造影临床应用指南》《中国介入超声临床应用指南》等,这些指南受到广大超声医师和临床医师的认可和推广,在我国超声事业的发展中发挥了重要作用。

　　先天性心脏病(简称"先心病")已连续十多年位居出生缺陷疾病的首位,先心病种类众多,目前尚无有效的防控手段,胎儿心脏超声检查作为目前首选的筛查、诊断和预后评估的技术手段日益受到重视。但是我国胎儿心脏超声检查起步较晚,技术力量相对薄弱、诊断水平参差不齐,超声医师亟需一部检查指南作为规范化检查的参考和依据。应广大超声医师和众多专家的要求,中国医师协会超声医师分会于 2017 年 7 月成立了《中国胎儿心脏超声检查指南》编写委员会,并于 2017 年 10 月 18 日在石家庄正式启动了指南的编写工作。编写委员会由 12 位国内外产前超声、儿童心脏超声、临床产科、母胎医学、心内科及心外科等领域的知名专家组成,董凤群教授担任组长。

　　超声医师分会和编写委员会各位专家高度重视指南的编

写,夙夜匪懈、精益求精,做了大量细致的工作,参考了国外相关指南、国内外相关专著及文献,广泛征求意见,历经数次讨论修改,形成了指南的初稿。2017 年 12 月 18 日在北京召开了《中国胎儿心脏超声检查指南》定稿讨论会,由超声医师分会和编写委员会对初稿进行了讨论定稿,并提出修改意见,会后编委会根据专家提出的意见和建议,又再次进行了修改。

《中国胎儿心脏超声检查指南》从组织编写到定稿出版,历时近一年的时间,以董凤群教授为组长的编写委员会付出了大量的劳动和心血,同时也得到了众多专家、教授的指导和建议,终于得以面世。相信本指南的推出一定会为广大超声医师规范胎儿心脏超声检查、提高诊疗水平做出贡献。在此,我代表中国医师协会超声医师分会向以董凤群教授为组长的编写委员会表示感谢,同时也向积极支持指南编写的超声界老专家、老前辈和各位同仁表示衷心的感谢。

由于时间仓促,书中难免存在着问题或某些不同观点,欢迎广大超声医师提出宝贵意见,以便于今后再版或修订。

中国医师协会超声医师分会

何　文

2018 年 2 月

目　录

第一章 概 述

先天性心脏病（congenital heart disease，CHD，简称先心病）是胎儿时期心血管发育异常而形成的先天畸形，是导致新生儿及婴幼儿死亡的主要原因之一。我国新生儿先心病发生率约为 7‰～8‰，占所有出生人口缺陷的第一位。重症先心病患儿的出生，将增加社会和家庭的经济、精神负担；对于某些类型的先心病而言，产前及时、准确地诊断，出生后有望通过手术救治，改善患儿结局。

先心病是产前超声检查中最易漏诊的先天异常，规范化的胎儿心脏超声检查可提高先心病检出率。中国医师协会超声医师分会组织产前超声、儿童心脏超声、临床产科、母胎医学、心内科及心外科等领域的知名专家，在参考国外相关指南、国内外专著及文献的基础上，编写我国胎儿心脏超声检查指南。

本指南包含胎儿心脏超声检查管理要求、胎儿心脏超声筛查、胎儿超声心动图检查三部分。制定此指南的目的是为各级助产机构产前超声筛查和诊断先心病提供技术指导和参照，促进胎儿心脏超声检查和先心病诊断的规范化，最大限度地提高胎儿心脏异常的检出率，并发现遗传综合征高风险胎儿，为临床咨询、产科处理、多学科会诊提供有价值信息。

尽管中国医师协会超声医师分会已尽力将此指南内容完善，但因国内各省市、地区及医疗机构卫生经济条件和教育水平不均衡,对此指南的理解和执行可能会存在一定差异。本指南仅供我国各医疗机构超声医师指导临床工作的参考,不作为法律依据。

第二章 胎儿心脏超声检查管理要求

一、检 查 分 级

胎儿心脏超声检查可分为三级:①Ⅰ级心脏超声筛查:即在适当的孕周常规产前超声检查(Ⅱ级产前超声检查)时进行的心脏筛查;②Ⅱ级心脏超声筛查:即系统产前超声检查(Ⅲ级产前超声检查)时进行的心脏筛查;③Ⅲ级心脏超声检查:即胎儿超声心动图检查(Ⅰ、Ⅱ、Ⅲ级扫查切面见第三章、第四章)。Ⅰ级筛查的目的是按国家卫计委《产前诊断技术管理办法》(卫基妇发〔2002〕307号)规定,筛查出"单腔心"。但Ⅰ级筛查漏诊先心病概率高,建议孕妇在妊娠中期到具有相关技术条件的医疗机构进行至少一次Ⅱ级心脏超声筛查。心脏超声筛查发现可疑异常,或有先心病高危因素的孕妇,建议胎儿超声心动图检查。

二、人 员 要 求

从事胎儿Ⅰ级心脏超声筛查的医师必须取得执业医师资格;从事胎儿Ⅱ级心脏超声筛查的医师除需具有执业医师资格外,还应接受过产前超声诊断系统培训,掌握胎儿心脏正常超声图像,对常见心脏异常有一定的了解和识别能力。

从事胎儿超声心动图检查的医师必须取得执业医师资格,从事产科超声或胎儿心脏超声检查工作5年以上,接受过产前超声诊断系统培训,或胎儿超声心动图系统培训,掌握胎

3

儿发育各阶段器官的正常与异常超声图像,能鉴别常见的严重体表畸形和内脏畸形,掌握胎儿发育过程中各个阶段心血管系统的解剖和生理发育进程,掌握先心病的分类、分型,各种先心病的量化诊断标准和预后评估指标,了解胎儿心律失常及心功能的超声评估要点。

三、设 备 要 求

1. 胎儿心脏超声筛查设备要求　开展Ⅰ级心脏超声筛查应配备实时二维超声诊断仪或彩色多普勒超声诊断仪;开展Ⅱ级心脏超声筛查应配备彩色多普勒超声诊断仪,在穿透力允许的条件下,尽可能使用高频率探头。

2. 胎儿超声心动图检查设备要求

(1) 开展胎儿超声心动图检查应配备高分辨力彩色多普勒超声诊断仪。基本功能包括二维灰阶成像、M 型超声心动图、彩色多普勒血流显像、频谱多普勒。

(2) 可使用腹部探头、心脏探头、经腹三维容积探头、经阴道腔内探头等,在穿透力允许的条件下,尽可能使用高频率探头。

(3) 仪器设置

1) 具有胎儿心脏检查的专门预设置;

2) 具备放大功能,使心脏图像占据整个屏幕的 1/3~1/2;

3) 高帧频,通常 80~100Hz,检查过程中,应尽量缩小成像角度和深度、降低线密度以提高帧频;

4) 低余晖;

5) 缩小动态范围;

6) 焦点放置在合适区域;

7) 具备录像和动态回放功能。

四、检 查 申 请

由于Ⅰ级、Ⅱ级心脏超声筛查内容包含在常规产前超声检查、系统产前超声检查内,因此不需要单独出具申请单。胎儿超声心动图是针对性检查,需要有资质的医生出具单独的书面或电子申请单,申请单上应提供必要的病史信息,包括有无不良孕产史,有无有毒有害物品接触史,近期超声检查结果以及相关实验室检查结果等,以供参考,更有针对性地进行超声检查。

五、知　情　同　意

建议行胎儿超声心动图检查之前签署知情同意书,向孕妇及家属交代胎儿心脏超声检查的局限性,告知其由于孕妇腹壁厚度、腹壁瘢痕、孕周、羊水量、胎儿位置、胎盘位置、胎动等因素影响,先心病的产前检出率存在较大差异,即使是最有经验的专家、最规范化的胎儿心脏超声检查亦不可能检出所有心脏畸形,且部分心脏发育异常在妊娠后期或分娩后才出现或加重。

六、安全性原则

目前尚无证据证实超声检查会对胎儿造成损伤。尽管如此,胎儿心脏超声检查仍应遵循"最小剂量"原则,即调整超声的输出功率、尽可能使用最小超声能量、尽量减少超声暴露时间。

七、图像存储和检查报告

对于常规胎儿心脏超声检查,建议留存指南要求的标准切面静态图像;对可疑异常病例,建议留存所有异常的静态图像和动态图像。超声图像中应包括被检查者基本信息、仪器设备信息、检查时间等,解剖位置空间关系可根据实际情况进行标示。

诊断信息丰富而严谨的超声报告对后续医疗处理是非常必要的。胎儿心脏超声检查报告书写应包括以下内容：

1. 超声描述　一般项目应包括本指南所列对应级别检查需观察的所有内容。有可疑异常时,可按照心脏节段分析法的顺序进行描述,亦可按照检查切面声像图表现进行描述。

2. 数据测量　正常胎儿心脏超声筛查不需要常规测量,胎儿超声心动图检查可选择性测量。有可疑异常时应描述异常声像图表现,并进行测量及详细记录。

3. 超声提示　根据异常声像图表现,提出最可能的先心病类型;无法得出诊断时,可以进行描述性提示,建议定期复查,或可转诊至上级机构或专业人员会诊。

八、质 量 控 制

建立胎儿心脏超声检查质量控制制度,其标准与行业指南标准保持一致。

第三章　胎儿心脏超声筛查

一、适　应　证

由于绝大部分先心病胎儿的母亲及家族均无明显高危因素,因此,应对所有胎儿进行心脏超声筛查。

二、筛查时机

根据超声医疗技术能力及我国国情,胎儿心脏超声筛查的最佳时机为妊娠 20~24 周。此时胎儿心脏已经发育到一定大小,心脏结构可以被超声检查仪所分辨;胎儿大小合适、羊水量适中,有利于胎儿心脏的观察;此阶段恰为胎儿全身系统筛查时机,可同时完成系统筛查及心脏筛查。

三、筛　查　切　面

1. Ⅰ级心脏超声筛查　建议的筛查切面为四腔心切面。
2. Ⅱ级心脏超声筛查　包括以下五个切面的观察,即:腹部横切面、四腔心切面、左室流出道切面、右室流出道切面、三血管气管切面。

在检查胎儿心脏结构之前,应先确定胎方位,判断胎儿左、右侧;再进行心脏切面的扫查,基本手法是:取胎体横切面,探头从下向上缓慢移动,扫查五个标准切面。

（1）腹部横切面

1）检查手法:取胎体横切面,上下移动探头至胎儿胃泡平面,调节扫查角度,显示标准腹围平面上的相应结构,确认为标准腹部横切面(图3-1)。

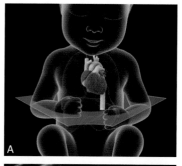
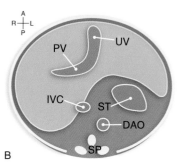
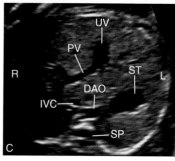

图3-1 正常胎儿腹部横切面

A. 腹部横切面扫查部位示意图;
B. 腹部横切面示意图;C. 腹部横切面二维超声图

UV 脐静脉;PV 门静脉;ST 胃;
DAO 降主动脉;IVC 下腔静脉;
SP 脊柱

2）正常声像图:正常胎儿腹部横切面显示胃泡位于左侧腹腔,脐静脉与门静脉相连,门静脉窦转向胎儿右侧,降主动脉横切面位于脊柱左前方,与脊柱紧靠;下腔静脉横切面位于脊柱右前方,相对远离脊柱。

（2）四腔心切面

1）检查手法:在腹部横切面的基础上,探头向胎儿头端平移至胸部,根据胎位不同,调节角度,可获得纵向四腔心切面包括心尖及心底四腔心切面(图3-2)或横向四腔心切面即胸骨旁四腔心切面。

2）正常声像图:观察以下几个方面:①基本观察:心脏的

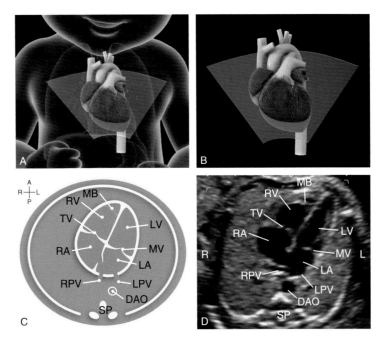

图 3-2　正常胎儿四腔心切面

A、B. 四腔心切面扫查位置示意图；C. 四腔心切面示意图；D. 四腔心切面二维超声图

LA 左心房；RA 右心房；LV 左心室；RV 右心室；MV 二尖瓣；TV 三尖瓣；MB 调节束；DAO 降主动脉；LPV 左肺静脉；RPV 右肺静脉；SP 脊柱

2/3 位于左侧胸腔内，心尖指向左前方，心轴角度 45°±20°，心脏面积约为胸腔面积的 20%~35%，心率 110~160 次 / 分，心律齐，无明显心包积液；②心腔观察：左、右心房大小相近，房间隔上见卵圆孔，瓣膜开向左心房，至少可见左右各一条肺静脉汇入左心房；左、右心室大小相近，无心室壁增厚，左心室形态相对长而窄，内壁较光整，乳头肌附着于左室游离壁；右心室形态相对短而宽，内壁粗糙，并可见回声稍强的调节束，一端附着于右心室心尖部，另一端附着于室间隔中下 1/3。③心腔间隔及房、室连接观察：心内膜垫位于心脏中央，呈“十”字交叉，三尖瓣在室间隔上的附着点与二尖瓣比较更接近心尖部，二尖

瓣及三尖瓣开闭活动自如,室间隔无明显连续性中断。④彩色多普勒血流显像:二尖瓣和三尖瓣血流方向由心房至心室,两者平行,宽度及色彩亮度基本相等。

（3）左室流出道切面

1）检查手法:在四腔心切面的基础上,探头声束略向胎儿头端倾斜,并略微调节扫查角度,可显示左室流出道切面（图 3-3）。

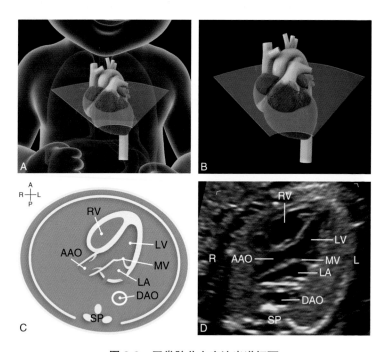

图 3-3　正常胎儿左室流出道切面

A、B. 左室流出道切面扫查位置示意图;C. 左室流出道切面示意图;D. 左室流出道切面二维超声图

AAO 升主动脉;LA 左心房;LV 左心室;RV 右心室;MV 二尖瓣;DAO 降主动脉;SP 脊柱

2）正常声像图:升主动脉发自左心室的内上方,发出后即向胎儿右肩行走,室间隔与主动脉前壁连续性好,主动脉后壁与二尖瓣前叶呈纤维连续,主动脉瓣开闭活动自如,升主动

脉内径无明显异常,彩色多普勒血流显像可见血液从左心室流向升主动脉。

(4) 右室流出道切面

1) 检查手法:在左室流出道切面的基础上,探头声束继续向胎儿头端倾斜,并向胎儿左肩旋转约30°,左心室渐渐消失,肺动脉出现,即为右室流出道切面(图3-4)。

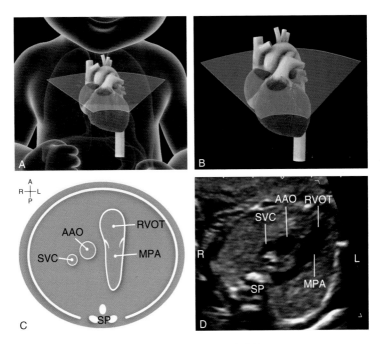

图3-4　正常胎儿右室流出道切面

A、B. 右室流出道切面扫查位置示意图;C. 右室流出道切面示意图;D. 右室流出道切面二维超声图

RVOT 右室流出道;MPA 主肺动脉;AAO 升主动脉;SVC 上腔静脉;SP 脊柱

2) 正常声像图:肺动脉发自右心室的内上方,发出后跨过升主动脉前方,立即向胎儿左肩行走,与升主动脉形成交叉,肺动脉瓣开闭活动自如,与升主动脉相比,主肺动脉管径通常略宽,彩色多普勒血流显像可见血液从右心室流向肺

动脉。

（5）三血管气管切面

1）检查手法：在右室流出道切面的基础上，探头向胎儿头端平移并将声束继续向头端倾斜，可获得三血管气管切面（图 3-5）。

2）正常声像图：三血管气管切面从左到右包含的三条血管是：主肺动脉 - 动脉导管、主动脉弓和上腔静脉。动脉导管和主动脉弓形成"V"形共同汇入降主动脉；而最右侧的上腔静脉则显示的是横切面。这三条血管的管径从左到右呈逐步递减，在上腔静脉的后方、主动脉弓的右侧，可见气管的横切

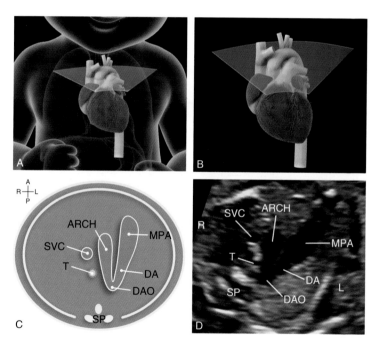

图 3-5　正常胎儿三血管气管切面

A、B. 三血管气管切面扫查位置示意图；C. 三血管气管切面示意图；D. 三血管气管切面二维超声图

MPA 主肺动脉；ARCH 主动脉弓；SVC 上腔静脉；DA 动脉导管；T 气管；SP 脊柱；DAO 降主动脉

面。彩色多普勒血流显像可见主动脉弓及动脉导管的血流均流向降主动脉。

四、注 意 事 项

1. 胎儿Ⅰ级心脏超声筛查的目的是检出"单腔心"。Ⅱ级心脏超声筛查的目的是排除严重心脏畸形,通过五个切面的筛查,有助于发现以下异常:内脏位置异常、单心室、严重左心或右心发育不良综合征、房室瓣闭锁、严重三尖瓣隔瓣下移、严重房室间隔缺损、明显心脏占位病变、大动脉转位、永存动脉干、典型的法洛四联症、主动脉闭锁、肺动脉闭锁、严重主动脉弓病变、严重心律失常。

2. 随着超声仪器的改进及早孕期超声诊断技术的进步与应用,胎儿心脏严重结构异常的筛查有可能从中孕期提前到早孕期(11 周 ~13^{+6} 周);对于存在高危因素的孕妇如有先心病家族史,妊娠早期发现颈项透明层增厚或严重心外畸形,有条件的机构可以开展早孕期胎儿心脏超声筛查,建议筛查切面为腹部横切面、四腔心切面,筛查目的以早期发现"单腔心"为主,对可疑胃泡位置异常可进行提示,建议随诊和(或)遗传学相关检查。由于此阶段孕周小,胎心结构探查有局限性,就目前医学进展,尚不能替代孕中期胎儿心脏超声检查。

第四章 胎儿超声心动图检查

一、适 应 证

1. 母体因素

(1) 孕妇年龄≥35岁,或曾有妊娠异常史,如胎死宫内、流产等;

(2) 孕妇患有感染性疾病:孕早期 TORCH 感染(包括弓形虫、风疹病毒、巨细胞病毒、单纯疱疹病毒等);

(3) 孕妇患有代谢性疾病:糖尿病、苯丙酮尿症;

(4) 孕妇患有结缔组织病:系统性红斑狼疮、干燥综合征或抗 Ro(SSA)和抗 La(SSB)抗体阳性;

(5) 孕妇服用过致畸药物:维 A 酸、抗惊厥药物、选择性血清素再吸收抑制剂、血管紧张素转化酶抑制剂、维生素 K 拮抗剂、非甾体类抗炎药、碳酸锂等;

(6) 孕妇接触过致畸物质:如放射线等;

(7) 孕期有先兆流产史;

(8) 采用辅助生殖技术。

2. 胎儿因素

(1) 产科超声筛查提示可疑心脏结构或功能异常;

(2) 心率或节律异常;

(3) 心脏以外器官畸形;

(4) 颈项透明层(NT)或颈项软组织层(NF)增厚;

(5) 确定或怀疑染色体异常(如唐氏筛查高风险等);

（6）产科超声筛查提示胎盘、脐带（如单脐动脉）和静脉系统异常（如静脉导管缺失、永久性右脐静脉等）；

（7）胎儿非免疫性水肿、浆膜腔积液（胸腔、腹腔、心包腔）；

（8）胎儿宫内生长受限；

（9）羊水过多或过少；

（10）双胎或多胎。

3. 家族因素

（1）孕妇患有先心病，其胎儿患先心病的风险增加 5%~20%，胎儿父亲患有先心病，胎儿患先心病的风险增加 3.33%；

（2）既往有先心病胎儿或患儿妊娠史；

（3）某些与先心病高度相关的遗传综合征家族史，如结节性硬化症、DiGeorge 综合征、Williams 综合征等。

二、检 查 时 机

目前大多数 16~40 周胎儿均可行胎儿超声心动图检查，但最合适孕周为妊娠 20~24 周，若产科超声筛查发现胎儿心脏异常，有条件时应尽快安排胎儿超声心动图检查。

三、检 查 流 程

首先明确胎儿数目，确定胎方位，判断胎儿左、右侧。然后按照节段分析法进行胎儿心脏检查，包括：判定心脏位置、内脏心房位置、静脉心房连接、心室襻、心房心室连接、心室大动脉连接及大动脉位置关系。通过二维超声获取心脏基本切面，结合 M 型超声心动图、彩色多普勒血流显像及频谱多普勒对胎儿心脏结构及血流、心率及节律、心功能进行观察和评估，注意多切面多方位及连续动态扫查。

四、心脏结构检查

1. 检查切面   在胎儿Ⅱ级心脏超声筛查5个切面的基础上,根据具体情况,酌情增加以下6个切面。

(1) 三血管切面

1) 检查手法:在右室流出道切面的基础上,将探头声束向头端倾斜,若左右肺动脉不显示或显示不佳,可向左右两侧轻微旋转探头获得(图4-1)。

2) 正常声像图:正常胎儿此切面显示主肺动脉、升主动

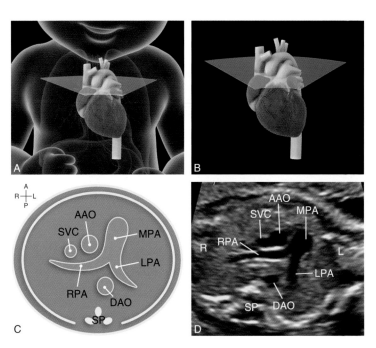

图 4-1   正常胎儿三血管切面

A、B. 三血管切面扫查位置示意图;C. 三血管切面示意图;D. 三血管切面二维超声图

MPA 主肺动脉;AAO 升主动脉;SVC 上腔静脉;LPA 左肺动脉;RPA 右肺动脉;DAO 降主动脉;SP 脊柱

脉、上腔静脉,升主动脉和上腔静脉为短轴切面,这3条血管斜行排列呈一直线,从左向右、从前向后依次是主肺动脉、升主动脉、上腔静脉;主肺动脉内径 > 升主动脉内径 > 上腔静脉内径。主肺动脉发出左、右肺动脉分支,呈"八"字形。降主动脉位于脊柱左前方。

(2) 主动脉弓长轴切面

1) 检查手法:当胎儿腹部在前(仰卧位或近似仰卧位)时,探头置于胎儿右前胸纵切,向脊柱左前方扫查;当胎儿背部在前(俯卧位或近似俯卧位)时,探头置于胸部脊柱左侧纵切,向胎儿右前胸扫查,可获得主动脉弓长轴切面(图4-2)。

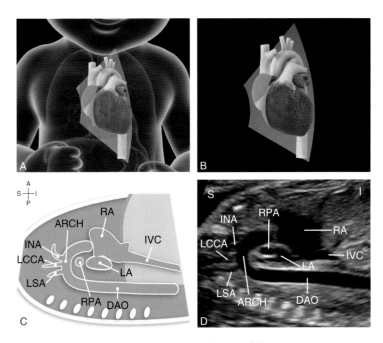

图 4-2　正常胎儿主动脉弓长轴切面

A、B. 主动脉弓长轴切面扫查部位示意图;C. 主动脉弓长轴切面示意图;D. 主动脉弓长轴切面二维超声图

ARCH 主动脉弓;INA 无名动脉;LCCA 左颈总动脉;LSA 左锁骨下动脉;RA 右心房;LA 左心房;RPA 右肺动脉;DAO 降主动脉;IVC 下腔静脉

2）正常声像图：正常主动脉弓起源于升主动脉，呈锐角环形弯曲，形似"拐杖"状，从右向左分别发出：无名动脉、左颈总动脉、左锁骨下动脉。左、右心房间可见卵圆孔及卵圆瓣。彩色多普勒血流显像可见血流自升主动脉、主动脉弓流向降主动脉，还可以显示三支头臂动脉分支。

（3）动脉导管弓长轴切面

1）检查手法：在主动脉弓长轴切面基础上，将探头声束向胎儿左侧倾斜，可获得动脉导管弓长轴切面（图4-3）。

2）正常声像图：正常动脉导管弓位于主动脉弓下方，起源于肺动脉，呈较宽的大角度弯曲，几乎垂直于降主动脉，形

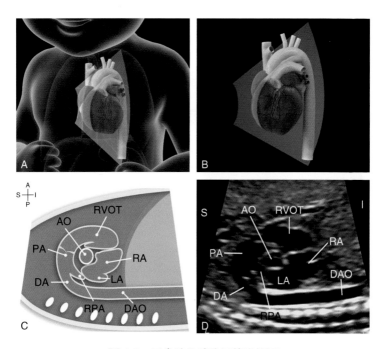

图4-3　正常胎儿动脉导管弓切面

A、B. 动脉导管弓长轴切面扫查部位示意图；C. 动脉导管弓长轴切面示意图；D. 动脉导管弓长轴切面二维超声图

DA 动脉导管；PA 肺动脉；RPA 右肺动脉；AO 主动脉；RVOT 右室流出道；RA 右心房；LA 左心房；DAO 降主动脉

似"曲棍球杆"状。胎儿期,动脉导管内径与降主动脉相近。

　　(4)腔静脉长轴切面

　　1)检查手法:当胎儿腹部在前(仰卧位或近似仰卧位)时,探头置于胎儿右前胸纵切,向脊柱右前方扫查,当胎儿背部在前(俯卧位或近似俯卧位)时,探头置于脊柱右侧纵切,声束略向左前方扫查,可获得上下腔静脉长轴切面(图4-4)。

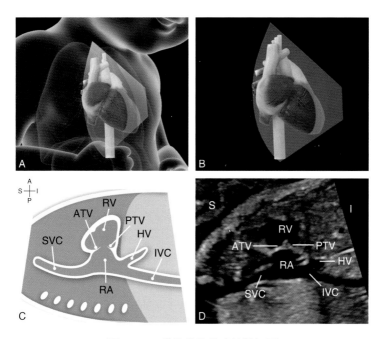

图4-4　正常胎儿腔静脉长轴切面

A、B.腔静脉长轴切面扫查部位示意图;C.腔静脉长轴切面示意图;D.腔静脉长轴切面二维超声图

SVC 上腔静脉;IVC 下腔静脉;RA 右心房;RV 右心室;ATV 三尖瓣前瓣;PTV 三尖瓣后瓣;HV 肝静脉

　　2)正常声像图:腔静脉长轴切面显示上腔静脉、下腔静脉、右心房、右心室、三尖瓣前瓣及后瓣,上腔静脉、下腔静脉与右心房相连,下腔静脉略宽于上腔静脉,靠近下腔静脉的为三尖瓣后瓣、靠近上腔静脉的为三尖瓣前瓣。

（5）心底大动脉短轴切面

1）检查手法：在左室流出道切面基础上，探头向胎儿左肩部旋转90°；或在动脉导管弓长轴切面基础上，探头略向胎儿左肩部旋转，可获得心底大动脉短轴切面（图4-5）。

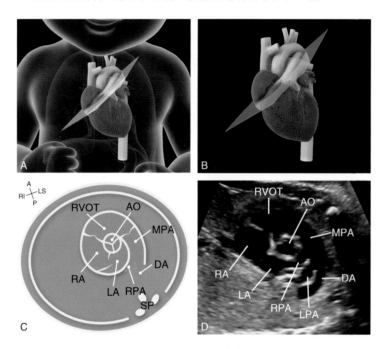

图4-5 正常胎儿心底大动脉短轴切面

A、B.心底大动脉短轴切面扫查位置示意图；C.心底大动脉短轴切面示意图；D.心底大动脉短轴切面二维超声图

LA 左心房；RA 右心房；RVOT 右室流出道；MPA 主肺动脉；RPA 右肺动脉；LPA 左肺动脉；DA 动脉导管；AO 主动脉；SP 脊柱

2）正常声像图：心底大动脉短轴切面显示右室流出道及主肺动脉包绕主动脉根部，肺动脉与三尖瓣之间为肌性流出道，肺动脉在主动脉左前方，其起始部与主动脉呈"十字交叉"状，肺动脉为长轴，与降主动脉之间为动脉导管。受分辨力影响，主动脉瓣数目往往显示不清。

（6）双心室短轴切面

1）检查手法：在横向四腔心切面基础上，探头垂直旋转90°，可获得双心室短轴切面（图4-6）。

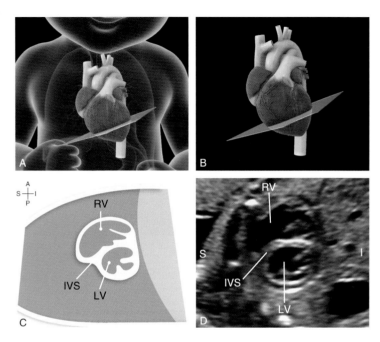

图 4-6　正常胎儿双心室短轴切面

A、B. 双心室短轴切面扫查位置示意图；C. 双心室短轴切面示意图；D. 双心室短轴切面二维超声图

LV 左心室；RV 右心室；IVS 室间隔

2）正常声像图：正常双心室短轴切面靠近胸壁一侧为右心室，另一侧为左心室，两心室间为肌部室间隔，心腔内可见二尖瓣、三尖瓣、乳头肌及腱索，三尖瓣腱索附着于室间隔。

2. 测量参数

（1）二维超声测量

1）心胸比：是评价心脏相对大小的指标，包括心胸横径比、心胸周长比以及心胸面积比，比较常用的为心胸面积比。在四腔心切面，分别描记测量心脏面积和胸腔面积，两者相比即为心胸面积比，心脏面积自心包外缘测量，胸腔面积自胸廓外缘(不含皮肤)测量,心胸面积比正常值为 0.20~0.35(图 4-7)。需注意在测量切面应仅能看到一条肋骨回声。

2)心轴:四腔心切面,以室间隔指向心尖的直线与胎儿正中线(胸骨中线与脊柱连线)间的夹角表示心轴,正常胎儿心轴指向左侧,范围 45°±20°(图 4-8)。

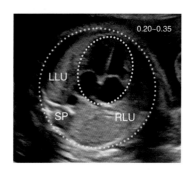

图 4-7　心胸比测量

LLU 左肺;RLU 右肺;SP 脊柱

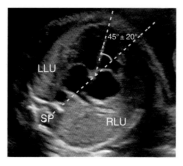

图 4-8　心轴测量

LLU 左肺;RLU 右肺;SP 脊柱

3)心房内径:四腔心切面,于收缩末期心房最大径时测量;心房左右径:卵圆孔中央至心房侧壁中部内缘;心房上下径:二尖瓣、三尖瓣瓣环连线中点至心房顶部内缘(图 4-9)。正常胎儿左右心房内径大致相等。

4)心室内径:四腔心切面,于舒张末期心室最大径时测量;心室左右径:二尖

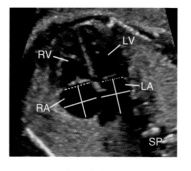

图 4-9　心房左右径及上下径测量

LA 左心房;RA 右心房;LV 左心室;RV 右心室;SP 脊柱

瓣、三尖瓣瓣环下方,室间隔内缘至心室侧壁内缘;心室上下径:二尖瓣、三尖瓣瓣环连线中点至心尖内缘(图 4-10)。正常胎儿左心室、右心室左右径大致相等。

5)卵圆孔直径:四腔心切面,收缩期,卵圆瓣开放幅度最

大时测量(图4-11)。

6)二尖瓣、三尖瓣瓣环内径:四腔心切面,舒张期,房室瓣开放最大时,于瓣叶附着点的内缘至内缘进行测量(图4-12)。

7)主动脉瓣环内径:左室流出道切面,收缩期,测量主动脉瓣与主动脉壁附着点内缘之间的距离(图4-13)。

8)升主动脉内径:左室流出道切面,收缩期,在主动脉瓣上测量内缘到内缘的垂直距离(图4-13)。

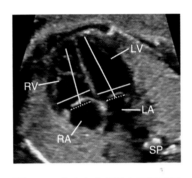

图4-10 心室左右径及上下径测量

LA 左心房;RA 右心房;LV 左心室;RV 右心室;SP 脊柱

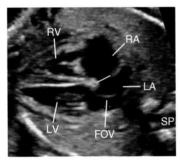

图4-11 卵圆孔直径测量

FOV 卵圆瓣;LA 左心房;RA 右心房;LV 左心室;RV 右心室;SP 脊柱

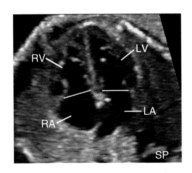

图4-12 二尖瓣、三尖瓣瓣环内径测量

LA 左心房;RA 右心房;LV 左心室;RV 右心室;SP 脊柱

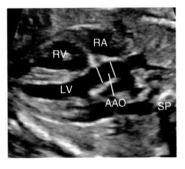

图4-13 主动脉瓣环、升主动脉内径测量

AAO 升主动脉;LV 左心室;RA 右心房;RV 右心室;SP 脊柱

9)肺动脉瓣环内径:心底大动脉短轴切面,收缩期,测量肺动脉瓣与肺动脉壁附着点内缘之间的距离(图4-14)。

10)主肺动脉内径:心底大动脉短轴切面,收缩期,在肺动脉瓣上测量内缘到内缘的垂直距离(图4-14)。

11)肺动脉分支内径:三血管切面,于左、右肺动脉起始部测量内缘到内缘的垂直距离(图4-15)。

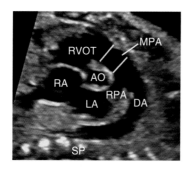

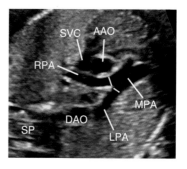

图4-14 肺动脉瓣环、主肺动脉内径测量

RA 右心房;LA 左心房;RVOT 右室流出道;MPA 主肺动脉;RPA 右肺动脉;DA 动脉导管;AO 主动脉;SP 脊柱

图4-15 肺动脉分支内径测量

MPA 主肺动脉;AAO 升主动脉;SVC 上腔静脉;LPA 左肺动脉;RPA 右肺动脉;DAO 降主动脉;SP 脊柱

12)峡部内径:主动脉弓长轴切面,心室收缩末期,于左锁骨下动脉远端测量内缘到内缘的垂直距离(图4-16)。

13)动脉导管内径:动脉导管弓长轴切面,心室收缩末期,动脉导管中段测量内缘到内缘的垂直距离(图4-17)。

(2)频谱多普勒测量:测量血流频谱,尽量调整超声束与血流束角度小于20°~30°。

1)二尖瓣及三尖瓣:心尖或心底四腔心切面,将取样容积置于二尖瓣、三尖瓣瓣尖处,获取二尖瓣、三尖瓣血流频谱。

正常胎儿二尖瓣及三尖瓣多普勒频谱为舒张期单向双峰频谱,第一峰为 E 峰,由心室舒张早期心室快速充盈形成,第二峰为 A 峰,对应心室舒张晚期,为心房收缩形成,由于胎儿

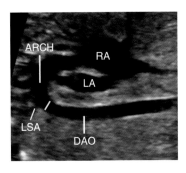

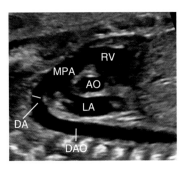

图 4-16　峡部内径测量

DAO 降主动脉;ARCH 主动脉弓;LSA 左锁骨下动脉;RA 右心房;LA 左心房

图 4-17　动脉导管内径测量

MPA 主肺动脉;DA 动脉导管;AO 主动脉;RV 右心室;LA 左心房;DAO 降主动脉

心脏顺应性较低,二尖瓣、三尖瓣血流 A 峰的峰值流速大于 E 峰,E 峰与 A 峰的比值(E/A)始终小于 1,正常胎儿通过三尖瓣血流的峰值流速均大于二尖瓣流速(图 4-18、图 4-19)。

2) 主动脉及肺动脉:左室流出道切面将取样容积置于主动脉瓣上;心底大动脉短轴切面或右室流出道切面将取样容积置于肺动脉瓣上。

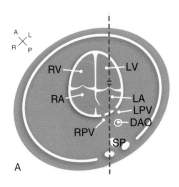

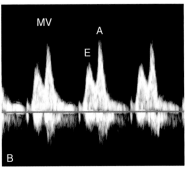

图 4-18　二尖瓣频谱测量

A. 二尖瓣频谱测量示意图;B. 正常二尖瓣频谱

LA 左心房;RA 右心房;LV 左心室;RV 右心室;DAO 降主动脉;LPV 左肺静脉;RPV 右肺静脉;SP 脊柱;MV 二尖瓣;E 心室舒张早期;A 心室舒张晚期(心房收缩)

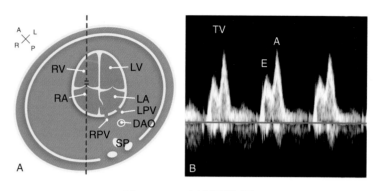

图 4-19　三尖瓣频谱测量

A. 三尖瓣频谱测量示意图；B. 正常三尖瓣频谱

LA 左心房；RA 右心房；LV 左心室；RV 右心室；DAO 降主动脉；LPV 左肺静脉；RPV 右肺静脉；SP 脊柱；TV 三尖瓣；E 心室舒张早期；A 心室舒张晚期(心房收缩)

　　正常胎儿主动脉及肺动脉多普勒频谱显示为收缩期单期层流频谱，主动脉收缩期峰值流速大于肺动脉，频谱宽度小于肺动脉，肺动脉达峰时间比主动脉短，提示胎儿肺动脉平均动脉压高于主动脉压(图 4-20、图 4-21)。

　　3) 肺动脉分支：三血管切面、心底大动脉短轴切面，取样

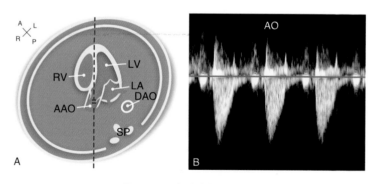

图 4-20　主动脉频谱测量

A. 主动脉频谱测量示意图；B. 正常主动脉频谱

AAO 升主动脉；LA 左心房；LV 左心室；RV 右心室；DAO 降主动脉；SP 脊柱；AO 主动脉

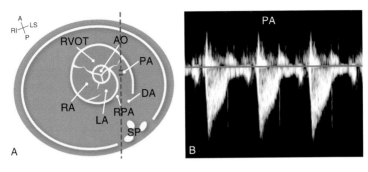

图 4-21　肺动脉频谱测量

A. 肺动脉频谱测量示意图;B. 正常肺动脉频谱

RA 右心房;LA 左心房;RVOT 右室流出道;PA 肺动脉;RPA 右肺动脉;DA 动脉导管;AO 主动脉;SP 脊柱

容积置于左右肺动脉起始部远端。

　　正常胎儿左右肺动脉频谱形态相似,峰值流速相近,由于胎儿肺阻力较高,频谱形态具有特征性,上升支陡峭,在收缩早期左右肺动脉血流速度立即达到顶峰,持续短暂时间后迅速下降,至收缩中期峰值流速下降约 50%,收缩中晚期下降速度变缓,舒张期呈平缓低速血流频谱(图 4-22)。

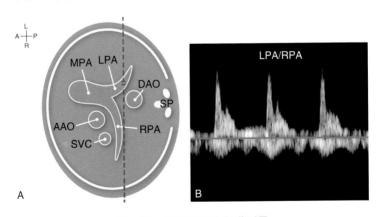

图 4-22　肺动脉分支频谱测量

A. 肺动脉分支频谱测量示意图;B. 正常肺动脉分支频谱

MPA 主肺动脉;AAO 升主动脉;SVC 上腔静脉;LPA 左肺动脉;RPA 右肺动脉;DAO 降主动脉;SP 脊柱

4）主动脉峡部：主动脉弓长轴切面,取样容积置于左锁骨下动脉远端;三血管气管切面,取样容积置于主动脉弓汇入降主动脉之前,获取主动脉峡部血流频谱。正常胎儿主动脉峡部频谱呈双期,收缩期前向高速血流、舒张期平缓低速血流(图 4-23)。

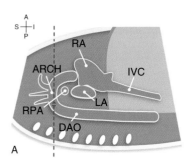 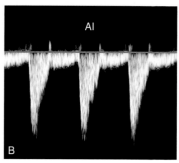

图 4-23   峡部频谱测量

A.峡部频谱测量示意图;B.正常峡部频谱

DAO 降主动脉;ARCH 主动脉弓;RA 右心房;LA 左心房;RPA 右肺动脉;IVC 下腔静脉;AI 峡部

5）动脉导管：动脉导管弓长轴切面及三血管气管切面,取样容积置于动脉导管汇入降主动脉之前。正常胎儿动脉导管频谱呈双期,收缩期为高速血流,舒张期低速血流,呈波峰状。动脉导管血流速度高于主动脉弓(图 4-24)。

6）静脉导管：在胎儿腹部横切面或腹部矢状切面基础上,沿脐静脉向头侧追踪,可见静脉导管连于脐静脉窦部和下腔静脉之间,取样容积置于静脉导管起始部,血流最明亮处。

静脉导管血流频谱为单相双期连续血流,呈典型的三相波,S 波(出现在心室收缩期)、D 波(出现在心室舒张早期)、A 波(出现在心室舒张晚期即心房收缩期)。正常时 A 波与 S 波、D 波在基线的同一方向,均为回心血流(图 4-25)。

7）肺静脉：四腔心切面,将取样容积缩小,置于进入左心房前的肺实质肺静脉内。

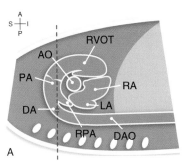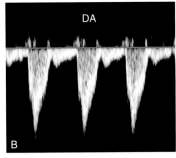

图 4-24　动脉导管频谱测量

A. 动脉导管频谱测量示意图;B. 正常动脉导管频谱

DA 动脉导管;PA 肺动脉;AO 主动脉;RVOT 右室流出道;RA 右心房;LA 左心房;RPA 右肺动脉;DAO 降主动脉

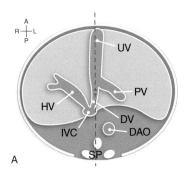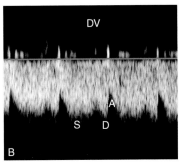

图 4-25　静脉导管频谱测量

A. 静脉导管频谱测量位置示意图;B. 正常静脉导管频谱

UV 脐静脉;DV 静脉导管;PV 门静脉;HV 肝静脉;DAO 降主动脉;IVC 下腔静脉;SP 脊柱;S 心室收缩期;D 心室舒张早期;A 心室舒张晚期(心房收缩)

　　肺静脉血流频谱波形与静脉导管相似,呈三相波,即 S 波、D 波、A 波,正常胎儿 S 波、D 波为正向波,A 波多数情况表现为正向波,少数表现为 A 波缺失或反向,但反向 A 波时限短,流速低(图 4-26)。

　　8)上、下腔静脉:腔静脉长轴切面,取样容积置于上、下腔静脉入右心房处。

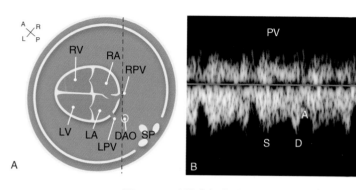

图 4-26   肺静脉频谱测量

A. 肺静脉频谱测量示意图;B. 正常肺静脉频谱

LA 左心房;RA 右心房;LV 左心室;RV 右心室;DAO 降主动脉;LPV 左肺静脉;RPV 右肺静脉;SP 脊柱;S 心室收缩期;D 心室舒张早期;A 心室舒张晚期(心房收缩)

上、下腔静脉血流频谱也呈三相波,S 波出现在心室收缩期,D 波出现在心室舒张期早期,A 波出现在心室舒张晚期即心房收缩期,S 波、D 波同向,A 波反向(图 4-27)。

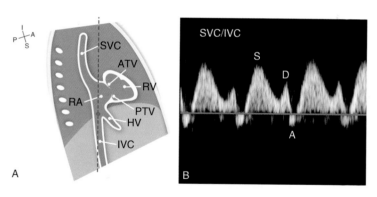

图 4-27   腔静脉频谱测量

A. 腔静脉频谱测量示意图;B. 正常腔静脉频谱

SVC 上腔静脉;IVC 下腔静脉;RA 右心房;RV 右心室;ATV 三尖瓣前瓣;PTV 三尖瓣后瓣;HV 肝静脉;S 心室收缩期;D 心室舒张早期;A 心室舒张晚期(心房收缩)

3. 注意事项

(1) 详细的胎儿超声心动图检查有可能发现和诊断明显形态学改变的心脏畸形,如内脏反位、右位心、单心室、严重左心或右心发育不良综合征、房室瓣闭锁、严重三尖瓣下移畸形、完全型房室间隔缺损、大动脉转位、永存动脉干、典型法洛四联症(包括肺动脉瓣缺如综合征)、右室双出口、主动脉闭锁、肺动脉闭锁、主动脉弓中断、完全型肺静脉异位引流、动脉导管早闭、明显心脏占位病变、大量心包积液。但是需强调的是,胎儿超声心动图检查的准确性受宫内条件的影响,无法准确诊断所有先天性心脏异常。

(2) 某些胎儿心血管畸形是动态形成的过程,需要动态检查,在20~24周检查时有可能显示为"正常心脏",如一部分肺动脉瓣或主动脉瓣狭窄、轻度或中度主动脉缩窄、一部分心室发育不良、心脏肿瘤、心肌病等。

(3) 中孕期胎儿超声心动图检查未发现明显异常,如果晚孕期出现左右心不对称、三尖瓣反流,应观察动脉导管有无收缩或早闭、卵圆孔有无血流受限或早闭。

五、心率及节律评估

胎儿心率正常范围是 110~160 次/分,也可在 110~180 次/分之间波动。胎儿心律失常主要分为 3 类:不规则心律、心动过缓(<100 次/分)、心动过速(>180 次/分)。各种类型心律失常若持续时间 <10 分钟,为一过性,>10 分钟则为持续性。不规则心律失常最常见,主要由期前收缩引起,包括房性期前收缩和室性期前收缩,每分钟发生 10 次以上称为频发期前收缩。心动过速包括窦性心动过速、室上性心动过速、室性心动过速、心房扑动、心房颤动,其中以室上性心动过速最常见。心动过缓主要包括窦性心动过缓、房室传导阻滞、非传导性期前收缩等。

胎儿超声心动图是目前诊断胎儿心律失常有效手段,M

型和脉冲多普勒超声心动图是最常用方法,但是诊断和鉴别诊断某些复杂心律失常困难。

胎儿心律失常多数是心脏生长发育中的良性改变,不需要特殊处理,但对于一部分严重的胎儿心律失常,如完全性房室传导阻滞、持续性心动过速,可引起胎儿血流动力学改变,如不及时诊断和处理,常会导致胎儿心力衰竭、水肿及死亡。

六、心脏功能评估

胎儿心肌本身病变、结构性心脏病、持续性心律失常、胎儿心脏负荷改变以及胎盘功能障碍引起胎儿缺氧时,可能导致胎儿心脏功能不全,甚至胎儿死亡。如发现心胸比例增大、中量以上三尖瓣反流、>3mm 心包积液(舒张末期测量)、胎儿水肿等可疑心脏功能异常应在报告单上提示,并建议超声心动图动态观察。

七、新技术应用

时间空间关联成像(spatio-temporal image correlation,STIC)、组织多普勒成像(tissue doppler imaging,TDI)、斑点追踪技术等新技术有助于胎儿心脏结构、功能及心律的评价,具有一定的辅助诊断价值。

第五章　胎儿心脏结构异常超声诊断

一、腹部横切面

1. 检查手法　见本书第三章。

2. 正常声像图　见本书第三章。

3. 异常声像图

（1）内脏位置异常

1）内脏反位：降主动脉、下腔静脉位置与正常呈镜像关系，即降主动脉位于脊柱右前方，与脊柱紧靠；下腔静脉位于脊柱左前方，相对远离脊柱。胃泡位于右侧腹腔，肝大部分位于左侧腹腔，门静脉窦向左侧弯曲（图5-1）。

图 5-1　动图

2）内脏异位：降主动脉与下腔静脉或（奇静脉、半奇静脉）均位于脊柱同侧，提示胎儿内脏异位，可分为两种类型：左侧异构和右侧异构。左侧异构时，腹部横切面，约90%病例存在下腔静脉回声中断，伴奇静脉或半奇静脉延续，奇静脉或半奇静脉与降主动脉位于脊柱同

图 5-2　动图

侧，且降主动脉位置靠前，肝脏两叶对称，胃泡位置多变，通常多脾（图5-2、图5-3）。右侧异构时，腹部横切面，下腔静脉与降主动脉位于脊柱同侧，下腔静脉位于降主动脉前外侧，肝脏两叶对称，胃泡位置多变，常无脾（图5-4）。

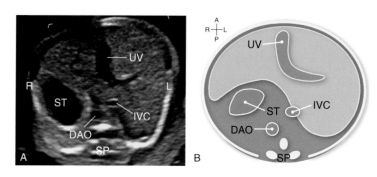

图 5-1　内脏反位胎儿腹部横切面

降主动脉与下腔静脉呈正常镜像关系,胃泡位于右侧腹腔,肝大部分位于左侧腹腔,门静脉窦向左侧弯曲;A.二维超声图;B.示意图

DAO 降主动脉;IVC 下腔静脉;ST 胃;UV 脐静脉;SP 脊柱

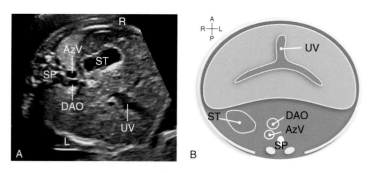

图 5-2　左侧异构胎儿腹部横切面

降主动脉与奇静脉均位于脊柱右侧,降主动脉靠前,胃泡位于右侧腹腔;A.二维超声图;B.示意图

DAO 降主动脉;AzV 奇静脉;ST 胃;SP 脊柱;UV 脐静脉

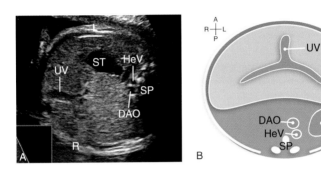

图 5-3　左侧异构胎儿腹部横切面

降主动脉与半奇静脉均位于脊柱左侧,降主动脉靠前,胃泡位于左侧腹腔;A. 二维超声图;B. 示意图

DAO 降主动脉;HeV 半奇静脉;ST 胃;SP 脊柱;UV 脐静脉

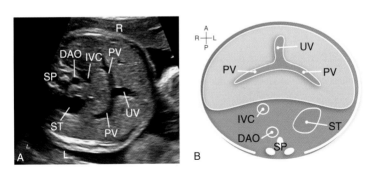

图 5-4　右侧异构胎儿腹部横切面

降主动脉与下腔静脉均位于脊柱右侧,下腔静脉位于降主动脉前外侧,胃泡位于左侧腹腔;A. 二维超声图;B. 示意图

DAO 降主动脉;IVC 下腔静脉;UV 脐静脉;PV 门静脉;ST 胃;SP 脊柱

（2）血管数目增多：腹部横切面，除下腔静脉和降主动脉外，出现另外血管短轴回声，常见于心下型肺静脉异位引流下行的垂直静脉（图5-5）。

图 5-5　动图

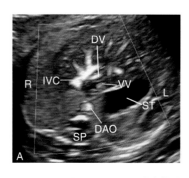

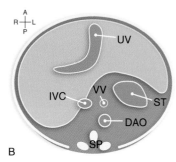

图 5-5　心下型肺静脉异位引流胎儿腹部横切面

下腔静脉与降主动脉之间可见一增多的血管回声，为下行的垂直静脉短轴；A. 二维超声图；B. 示意图

DAO 降主动脉；IVC 下腔静脉；VV 垂直静脉；UV 脐静脉；DV 静脉导管；SP 脊柱；ST 胃

（3）静脉导管异常：静脉导管缺如伴脐静脉异常连接：未探及静脉导管回声，脐静脉直接回流到右心房或下腔静脉（图5-6），也可回流入上腔静脉、髂静脉、腹壁静脉。

图 5-6　动图

（4）脐静脉异常：永久性右脐静脉：脐静脉进入肝脏后未走行于胆囊与胃泡之间，绕至胆囊的右侧，门静脉窦呈管状弧形弯曲指向无回声的胃（图5-7）。

图 5-7　动图

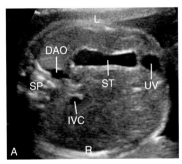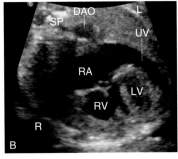

图 5-6　静脉导管缺失伴脐静脉异常连接胎儿腹部、胸部横切面

A. 腹部横切面显示脐静脉走行异常，未探及静脉导管连接脐静脉与下腔静脉；B. 胸部横切面显示脐静脉走行于左心室左侧，直接汇入右心房

UV 脐静脉；DAO 降主动脉；IVC 下腔静脉；ST 胃；SP 脊柱；RA 右心房；LV 左心室；RV 右心室

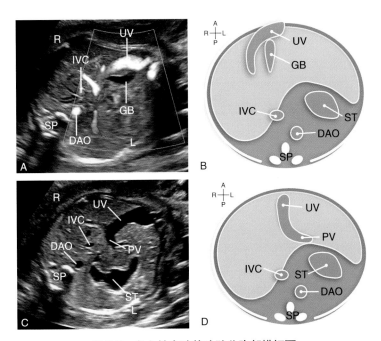

图 5-7　永久性右脐静脉胎儿腹部横切面

A、B 显示脐静脉走行于胆囊右侧；A. 二维超声图；B. 示意图；C、D 显示门静脉窦指向胃泡；C. 二维超声图；D. 示意图

UV 脐静脉；GB 胆囊；ST 胃；PV 门静脉；SP 脊柱；DAO 降主动脉；IVC 下腔静脉

二、四腔心切面

1. 检查手法　见本书第三章。

2. 正常声像图　见本书第三章。

3. 异常声像图

（1）心脏位置异常

1）镜面右位心：心脏大部分位于右侧胸腔，心脏轴向及心尖指向右侧，内脏反位，心房、心室、大动脉连接关系正常，位置与正常左位心呈镜像关系（图5-8）。

图 5-8　动图

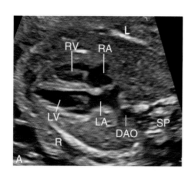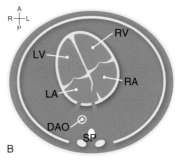

图 5-8　镜面右位心胎儿四腔心切面

心脏四腔心呈正常镜像位；A. 二维超声图；B. 示意图

LA 左心房；RA 右心房；LV 左心室；RV 右心室；DAO 降主动脉；SP 脊柱

2) 右旋心:心脏大部分位于右侧胸腔,心脏轴向及心尖指向右侧,内脏正位或不定位(图 5-9)。

图 5-9 动图

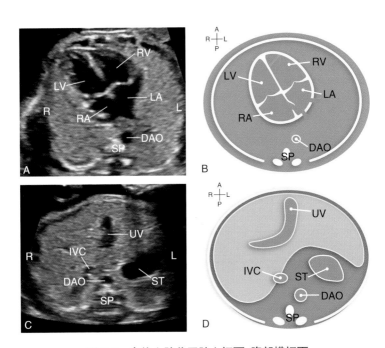

图 5-9 右旋心胎儿四腔心切面、腹部横切面

A、B 四腔心切面显示心脏位于右侧胸腔,心轴及心尖指向右侧;A. 二维超声图;B. 示意图;C、D 腹部横切面显示内脏正位;C. 二维超声图;D. 示意图;此胎儿为矫正型大动脉转位,房室连接不一致

LA 左心房;RA 右心房;LV 左心室;RV 右心室;UV 脐静脉;DAO 降主动脉;IVC 下腔静脉;ST 胃;SP 脊柱

3）左旋心：心脏大部分位于左侧胸腔，心脏轴向及心尖指向左侧，内脏反位或不定位（图 5-10）。

图 5-10　动图

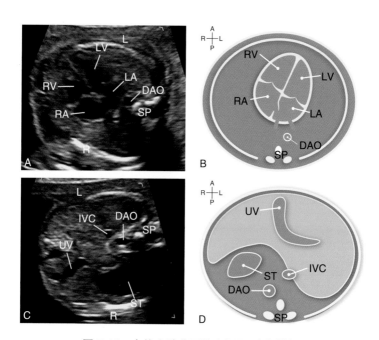

图 5-10　左旋心胎儿四腔心切面、腹部横切面

A、B 四腔心切面显示心脏大部分位于左侧胸腔，心轴及心尖指向左侧；A. 二维超声图；B. 示意图；C、D 腹部横切面显示内脏反位；C. 二维超声图；D. 示意图

DAO 降主动脉；IVC 下腔静脉；UV 脐静脉；ST 胃；SP 脊柱；LA 左心房；RA 右心房；LV 左心室；RV 右心室

4) 中位心:心脏位于胸腔中央,心脏轴线及心尖指向正中,常见于矫正型大动脉转位(图5-11)。

(2) 心胸比例异常

1) 心胸比增大:常见于心脏畸形、心功能不全(图5-12)、胸廓狭小。

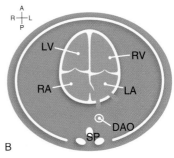

图 5-11　动图

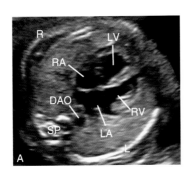

图 5-11　中位心胎儿四腔心切面

心脏位于胸腔中央,心轴及心尖指向正中,此胎儿为矫正型大动脉转位,房室连接不一致;A. 二维超声图;B. 示意图

DAO 降主动脉;SP 脊柱;LA 左心房;RA 右心房;LV 左心室;RV 右心室

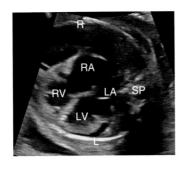

图 5-12　心功能不全胎儿四腔心切面

心脏增大,心胸面积比为 0.43,伴有胸腔积液

SP 脊柱;LA 左心房;RA 右心房;LV 左心室;RV 右心室

图 5-12　动图

2)心胸比减小:常见于心脏血容量不足、双肺扩张。

(3)心腔异常

1)单心室:指心房仅与一个主要心室腔相连接的畸形,又称为单一心室房室连接,四腔心切面显示双侧心室明显不对称,一侧为大腔(主心腔),一侧为小腔(残腔),甚至只有一个心腔,心房通过双侧房室瓣、共同房室瓣或单侧房室瓣(另一侧闭锁)与主心室腔相连接(图5-13)。

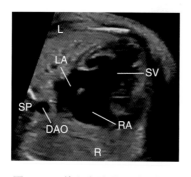

图5-13 单心室胎儿四腔心切面
未显示室间隔及十字交叉回声
LA 左心房;RA 右心房;SV 单心室;DAO 降主动脉;SP 脊柱

图5-13 动图

2)左右心比例不对称(一侧或某个心腔狭小或增大):

A. 右心室大,左心室缩小或正常:见于左心发育不良综合征(图5-14)、二尖瓣狭窄或闭锁、主动脉狭窄或闭锁、主动脉弓中断或缩窄、动脉导管收缩或早闭、卵圆孔血流受限或早闭、右心室功能不良、三尖瓣下移畸形等。

B. 左心室大,右心室缩小或正常:见于右心发育不良综合征(图5-15)、三尖瓣狭窄或闭锁、室间隔完整的肺动脉闭锁,严重主动脉瓣狭窄、心内膜弹力纤维增生症。

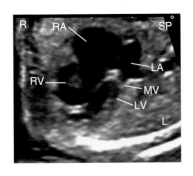

图 5-14　左心发育不良综合征胎儿
四腔心切面

图 5-14　动图

　左心室狭小,右心室大,二尖瓣狭窄
LA 左心房;RA 右心房;LV 左心室;
RV 右心室;MV 二尖瓣;SP 脊柱

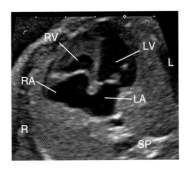

图 5-15　右心发育不良综合征胎儿
四腔心切面

图 5-15　动图

　　　右心室腔小,左心室大
LA 左心房;RA 右心房;LV 左心室;
RV 右心室;SP 脊柱

C. 左心房或右心房增大:房室瓣畸形或其他原因所致二尖瓣或三尖瓣反流可使同侧心房增大、卵圆孔血流受限导致右心房增大。

(4) 房室连接异常:矫正型大动脉转位:四腔心切面显示心房心室连接不一致,右心房经二尖瓣与左心室相连接,左心房经三尖瓣与右心室相连接(图5-16),同时伴有心室与大动脉连接不一致。

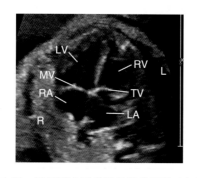

图5-16 矫正型大动脉转位胎儿四腔心切面

右心房经二尖瓣与左心室相连接,左心房经三尖瓣与右心室相连接

LA 左心房;RA 右心房;LV 左心室;RV 右心室;MV 二尖瓣;TV 三尖瓣

图5-16 动图

(5) 房室瓣异常

1) 二尖瓣或三尖瓣闭锁:指二尖瓣或三尖瓣解剖性闭锁,四腔心切面表现为二尖瓣或三尖瓣呈带状强回声,无启闭活动(图5-17)。

2) 三尖瓣下移畸形(Ebstein畸形):四腔心切面显示三尖瓣隔瓣附着点向心尖移位,18~28周胎儿三尖瓣隔叶附着点上缘至二尖瓣前叶附着点下缘的距离(MTD)>3mm,>28周胎儿MTD>5mm,可诊断三尖瓣下移畸形;彩色多普勒血流显像可见三尖瓣反流起源点下移,对于诊断三尖瓣下移畸形更敏感;右心室分为两部分,房化右心室和功能右心室,功能右心室变小,前瓣附着点正常,但瓣叶冗长呈帆样,右心房常增大(图 5-18)。轻度三尖瓣下移畸形,产前诊断困难。

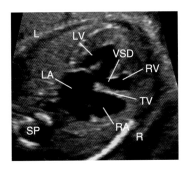

图 5-17 动图

图 5-17 三尖瓣闭锁胎儿四腔心切面

三尖瓣闭锁呈带状强回声,右心室腔小,室间隔缺损

LA 左心房;RA 右心房;LV 左心室;RV 右心室;TV 三尖瓣;VSD 室间隔缺损;SP 脊柱

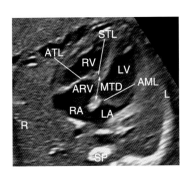

图 5-18 动图

图 5-18 三尖瓣下移畸形胎儿四腔心切面

三尖瓣隔瓣位置向心尖下移,与二尖瓣前瓣附着点距离增大,三尖瓣前瓣增大,右心室由房化右心室和固有右心室组成

AML 二尖瓣前瓣;STL 三尖瓣隔瓣;MTD 三尖瓣隔瓣与二尖瓣前瓣附着点距离(箭头所示);ATL 三尖瓣前瓣;ARV 房化右心室;RV 固有右心室;LA 左心房;RA 右心房;LV 左心室;SP 脊柱

（6）心内膜垫异常

1）完全型房室间隔缺损：四腔心切面十字交叉结构消失，4个房室腔相通，二尖瓣和三尖瓣融合成共同房室瓣，可有不同程度的房室瓣反流（图5-19）。

2）部分型房室间隔缺损：四腔心切面Ⅰ孔房间隔即房间隔下部连续性中断，房室瓣为左右两个瓣口，二尖瓣、三尖瓣位于同一水平，可伴有房室瓣反流（图5-20），产前诊断比较困难。

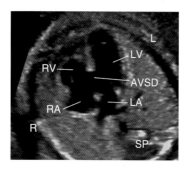

图 5-19　完全型房室间隔缺损胎儿四腔心切面
十字交叉结构消失，4个房室腔相通
LA 左心房；RA 右心房；LV 左心室；RV 右心室；
AVSD 房室间隔缺损；SP 脊柱

图 5-19　动图

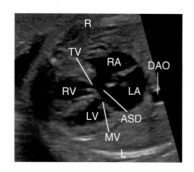

图 5-20　部分型房室间隔缺损胎儿四腔心切面
Ⅰ孔房间隔连续性中断，二尖瓣、三尖瓣位于同一水平
LA 左心房；RA 右心房；LV 左心室；RV 右心室；
ASD Ⅰ孔房间隔缺损；MV 二尖瓣；TV 三尖瓣；
DAO 降主动脉

图 5-20　动图

(7)室间隔异常:室间隔缺损:四腔心切面可显示膜周部或肌部室间隔连续性中断,彩色多普勒血流显像可见室水平左右双向分流血流(图5-21)。室间隔缺损产前诊断困难,容易漏诊。

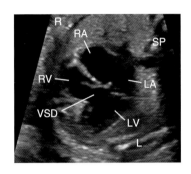

图5-21　膜周部室间隔缺损胎儿四腔心切面　　图5-21　动图
膜周部室间隔连续性中断

LA 左心房;RA 右心房;LV 左心室;RV 右心室;VSD 室间隔缺损;SP 脊柱

(8)房间隔异常:当卵圆孔小、卵圆瓣冗长或房间隔膨胀瘤形成时,可能导致卵圆孔血流受限(图5-22),因受限程度不同可有不同超声表现,如右心房右心室增大、卵圆孔血流速度

图5-22　动图

增快、三尖瓣反流、心包积液等。若卵圆孔无血流信号通过,称为卵圆孔早闭。胎儿期诊断孤立性房间缺损非常困难或者不可能。

(9)肺静脉异常:完全型肺静脉异位引流:指所有肺静脉均未与左心房相连接,而是直接或间接通过体循环的静脉系统回流入右心房。四腔心切面二维超声显示左心房壁光滑,无肺静脉角,左心房后方可出现无回声管腔(肺总静脉腔),使用对低速血流敏感的彩色多普勒血流显像技术,如高级动态血流成像(advanced dynamic flow,ADF)、高分辨率血流成像

（high-definition flow imaging，HDFI）、能量多普勒等，有利于显示肺静脉回流入肺总静脉腔或直接回流入右心房（图 5-23）。

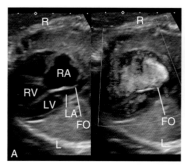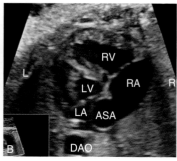

图 5-22　卵圆孔血流受限胎儿四腔心切面

A. 胎儿卵圆孔内径小，血流受限，左图二维超声显示卵圆孔内径小，右图显示通过卵圆孔处血流信号极少，伴有右心房、右心室增大；B. 胎儿房间隔呈瘤样回声凸向左心房，卵圆孔血流受限，伴有右心房、右心室增大

LA 左心房；RA 右心房；LV 左心室；RV 右心室；FO 卵圆孔；ASA 房间隔膨胀瘤；DAO 降主动脉

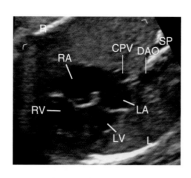

图 5-23　完全型肺静脉异位引流胎儿四腔心切面

左心房壁光滑，未见肺静脉角，左心房后方可见一管腔，为肺总静脉

LA 左心房；RA 右心房；LV 左心室；RV 右心室；CPV 肺总静脉；DAO 降主动脉；SP 脊柱

图 5-23　动图

　　(10)心脏占位:四腔心切面显示心室壁、室间隔、心房或心包腔内异常团块样回声,突向心腔或心包腔内,可单发或多发。胎儿期最常见为横纹肌瘤(图5-24),多为中孕期以后出现,约占心脏肿瘤的80%~90%,多发生于室间隔或心室游离壁,也可发生于心房,呈边界清楚的圆形或椭圆形回声,回声强度大于室间隔或室壁,可单发,但多数为多发,可突向心腔内引起流入道或流出道的梗阻,此外心脏横纹肌瘤30%~50%伴有结节性硬化症,常合并大脑内病变(磁共振可辅助诊断)。其他心脏肿瘤还包括:畸胎瘤、纤维瘤、黏液瘤、血管瘤等。

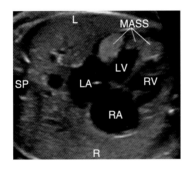

图5-24　横纹肌瘤胎儿四腔心切面　　　　图5-24　动图
左室壁及室间隔可见多个强回声结节
LA 左心房;RA 右心房;LV 左心室;RV 右心室;MASS 占位;SP 脊柱

　　(11)心肌异常:产前诊断心肌病困难,以下介绍各类型心肌病典型超声表现。

　　1)扩张型心肌病:四腔心切面表现为心脏扩大,包括左心室、右心室或双心室扩大,心室收缩功能下降,彩色多普勒血流显像可见房室瓣不同程度反流。

　　2)肥厚型心肌病:四腔心切面显示双侧心室室壁肥厚,亦可是室间隔局部肥厚(指无任何结构异常可解释的肥厚),可导致流出道梗阻,胎儿肥厚型心肌病最常见的起因与母体糖尿病有关(图5-25)。

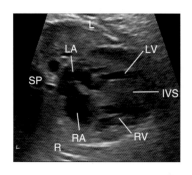

图 5-25　肥厚型心肌病胎儿四腔心切面　　图 5-25　动图

室间隔及左室壁肥厚,心室腔变小

LA 左心房;RA 右心房;LV 左心室;

RV 右心室;IVS 室间隔;SP 脊柱

3）心内膜弹力纤维增生症:四腔心切面显示左心室扩大,大于正常的 2~4 倍,心内膜弥漫性增厚、回声增强,心室收缩功能明显下降(图 5-26)。

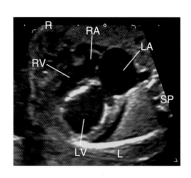

图 5-26　心内膜弹力纤维增生症胎儿四腔心切面　　图 5-26　动图

左心室心内膜弥漫性增厚、回声增强,左心房、左心室扩大

LA 左心房;RA 右心房;LV 左心室;

RV 右心室;SP 脊柱

4) 心肌致密化不全:四腔心切面显示受累心室(多见于左心室)心尖部及游离壁可探及多个突入心室腔内的肌小梁,非致密化心肌呈海绵状增厚,近心外膜处心肌回声接近正常,厚度变薄,非致密化心肌与正常心肌厚度之比≥2(图5-27),彩色多普勒血流显像可见小梁间隙内有低速血流与心腔相通。

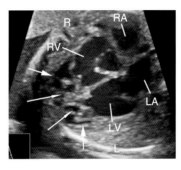

图 5-27　心肌致密化不全胎儿四腔心切面

左、右心室心尖部可探及多个突入心室腔内的肌小梁(白色细箭头所示),非致密化心肌呈海绵状增厚,近心外膜处心肌厚度变薄(白色粗箭头所示)

RA 右心房;LA 左心房;RV 右心室;LV 左心室

图 5-27　动图

5) 心室憩室或室壁瘤:四腔心切面显示心室腔的局限性向外膨出。心室憩室基底部较窄,呈细颈囊袋状,憩室壁由整层心肌构成,大小比较稳定,而室壁瘤基底较宽,瘤壁可见心肌中断,呈纤维组织样回声,随着心腔压力的变化其形状可大可小(图5-28)。

(12) 心内强回声斑:心内强回声斑(EIF)在中孕期超声筛查时最常见,正常胎儿中发生率约为3%~4%,它是稀疏的点状强回声,回声强度接近骨骼,多为乳头肌和腱索的反射回声。可存在于单个或两个心室中,但最常见于左心室(图5-29)。非整倍体低危胎儿单独出现EIF且超声心动图检查正常,可

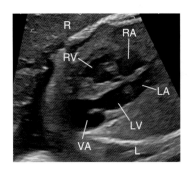

图 5-28 室壁瘤胎儿四腔心切面

左心室心尖部室壁变薄,呈囊状向外膨出,
基底较宽

LA 左心房;RA 右心房;LV 左心室;RV 右
心室;VA 室壁瘤

图 5-28 动图

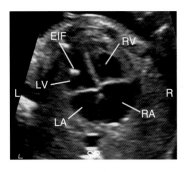

图 5-29 心内强回声斑胎儿四腔心切面

LA 左心房;RA 右心房;LV 左心室;RV 右
心室;EIF 强回声斑;SP 脊柱

图 5-29 动图

以认为是正常变异,无需其他干预;非整倍体高危胎儿,发现
EIF 且伴发其他标记物,21- 三体综合征(唐氏综合征)的风险
较高。

(13)心包积液:四腔心切面心包腔内发现液性无回声区
(图 5-30),需排除心脏及其他系统异常,当心包积液 >3mm 时
(于舒张末期测量心室壁和心包表面最大间距),建议超声报告
提示并定期复查。

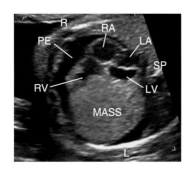

图 5-30　心脏占位合并心包积液胎儿四腔　　图 5-30　动图
心切面

PE 心包积液;LA 左心房;RA 右心房;LV 左
心室;RV 右心室;MASS 占位;SP 脊柱

（14）胎儿心率及节律异常（详见本书第六章）。

三、左室流出道切面

1. 检查手法　见本书第三章。

2. 正常声像图　见本书第三章。

3. 异常声像图

（1）左心室与动脉连接关系异常:完全型大动脉转位、矫正型大动脉转位时,左心室与肺动脉相连接（图 5-31）。部分右室双出口,左心室无大动脉与之相连接或主动脉骑跨于室间隔上。

（2）主动脉瓣狭窄:严重主动脉瓣狭窄左室流出道切面显示主动脉瓣增厚、回声增强,开放受限,瓣环可正常或较正常内径小,升主动脉可伴有窄后扩张（图 5-32）,轻度主动脉瓣狭窄、主动脉瓣上或瓣下狭窄产前诊断困难,如果发现可疑狭窄,可动态观察。

（3）主动脉闭锁:左心室与主动脉间缺乏直接交通,常伴发于左心发育不良综合征。左室流出道切面显示主动脉与左心室间无血流信号连接,部分病例二维超声可探查到闭锁的管腔,部分探查不到管腔。

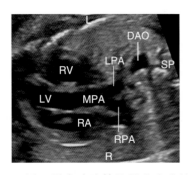

图 5-31　矫正型大动脉转位胎儿左室流出道切面

图 5-31　动图

左心室与肺动脉相连接

MPA 主肺动脉;LPA 左肺动脉;RPA 右肺动脉;LV 左心室;RV 右心室;RA 右心房;DAO 降主动脉;SP 脊柱

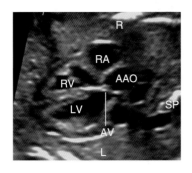

图 5-32　主动脉瓣狭窄胎儿左室流出道切面

图 5-32　动图

主动脉瓣增厚,回声增强,开放受限,升主动脉扩张

AV 主动脉瓣;AAO 升主动脉;LV 左心室;RV 右心室;RA 右心房;SP 脊柱

（4）室间隔缺损

1）膜周部或肌部室间隔缺损:二维超声显示膜周部或肌部室间隔连续性中断,彩色多普勒血流显像可见穿隔血流信号（图 5-33）。

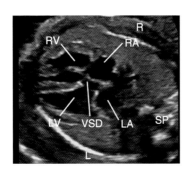

图 5-33　室间隔缺损胎儿左室流出道切面　　图 5-33　动图

室间隔膜周部连续性中断

VSD 室间隔缺损；LV 左心室；RV 右心室；

LA 左心房；RA 右心房；SP 脊柱

2）对位不良型室间隔缺损：见于法洛四联症（图 5-34）、右室双出口（Taussig-Bing）、永存动脉干等。

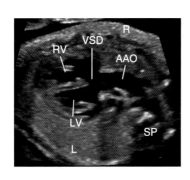

图 5-34　法洛四联症胎儿左室流出道切面　　图 5-34　动图

室间隔连续性中断，主动脉骑跨于室间隔上

VSD 室间隔缺损；AAO 升主动脉；LV 左心室；RV 右心室；SP 脊柱

四、右室流出道切面

1. **检查手法**　见本书第三章。

2. **正常声像图**　见本书第三章。

3. 异常声像图

（1）右心室与动脉连接关系异常：完全型大动脉转位、矫正型大动脉转位时，右心室与主动脉相连接（图5-35）。右室双出口时，两条大动脉均起自于右心室或一条大动脉完全起自于右心室，另一条大动脉大部分起自于右心室。

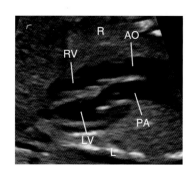

图 5-35   完全型大动脉转位胎儿右室流出道切面

图 5-35   动图

　　　　右心室与主动脉相连接

AO 主动脉；PA 肺动脉；LV 左心室；RV 右心室

（2）右室流出道结构异常

1）肺动脉瓣狭窄：严重肺动脉瓣狭窄右室流出道切面显示肺动脉瓣增厚、回声增强，开放受限，瓣环可正常或较正常内径小，主肺动脉可有窄后扩张（图5-36）。轻度肺动脉瓣狭窄、右室流出道狭窄产前诊断困难，如发现可疑狭窄，需动态观察。

2）肺动脉闭锁：右心室与肺动脉之间缺乏直接交通，右室流出道切面显示肺动脉瓣呈带状强回声，无启闭活动（图5-37）或探查不到右室流出道、肺动脉瓣和主肺动脉（图5-38），仅见左右肺动脉分支，有或无融合部，彩色多普勒血流显像可见右心室与肺动脉无血流信号连接，动脉导管血流逆灌入主肺动脉及左右肺动脉。

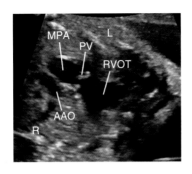

5-36动图

图 5-36　肺动脉瓣狭窄胎儿右室流出道切面　　　图 5-36　动图

肺动脉瓣增厚,回声增强,开放受限,主肺动脉窄后扩张

PV 肺动脉瓣;MPA 主肺动脉;RVOT 右室流出道;AAO 升主动脉

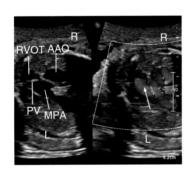

5-37动图

图 5-37　肺动脉瓣闭锁胎儿右室流出道切面　　　图 5-37　动图

肺动脉瓣呈带状强回声,无启闭活动,肺动脉瓣口无血流,主肺动脉内可见来自动脉导管的逆向血流,右图白色箭头所示

PV 肺动脉瓣;MPA 主肺动脉;RVOT 右室流出道;AAO 升主动脉

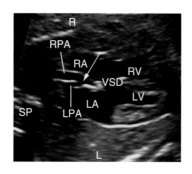

图 5-38　肺动脉近心段闭锁胎儿右室流出道切面　　图 5-38　动图

右室流出道、肺动脉瓣及主肺动脉未探及,仅见左右
肺动脉分支及融合部(白色箭头所示)
LPA 左肺动脉;RPA 右肺动脉;VSD 室间隔缺损;
LA 左心房;RA 右心房;LV 左心室;RV 右心室;
SP 脊柱

　　(3) 室间隔异常:干下型室间隔缺损:标准右室流出道切
面不易探查到干下型室间隔缺损,产前容易漏诊。在右室流
出道切面的基础上,探头声束继续向胎儿左肩部旋转即可显
示肺动脉瓣下室间隔连续性中断(图 5-39),彩色多普勒血流
显像可见穿隔血流信号。

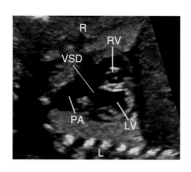

图 5-39　干下型室间隔缺损胎儿右室流出道切面　　图 5-39　动图

肺动脉瓣下室间隔连续性中断
PA 肺动脉;RV 右心室;LV 左心室;VSD 室间隔缺损

五、三血管切面

1. 检查手法　见本书第四章。

2. 正常声像图　见本书第四章。

3. 异常声像图

（1）血管内径异常

1）主动脉内径减小：升主动脉内径小于或等于上腔静脉内径或小于同切面上降主动脉内径。常见于主动脉缩窄（图5-40）、主动脉弓中断、左心发育不良综合征等。

2）肺动脉内径减小：主肺动脉内径小于或等于升主动脉内径。常见于法洛四联症（图5-41）、肺动脉狭窄、右心发育不良综合征等。

3）主动脉内径增宽：升主动脉内径大于或等于主肺动脉内径。常见于法洛四联症、主动脉瓣狭窄（图5-42）等。

图 5-40　动图　　　　图 5-41　动图　　　　图 5-42　动图

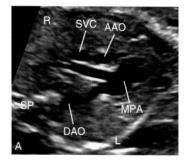
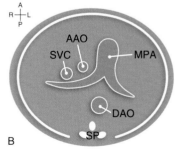

图 5-40　主动脉缩窄胎儿三血管切面

升主动脉内径小于上腔静脉；A. 二维超声图；B. 示意图

MPA 主肺动脉；AAO 升主动脉；SVC 上腔静脉；DAO 降主动脉；SP 脊柱

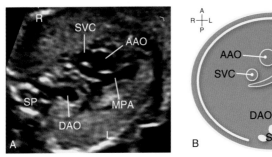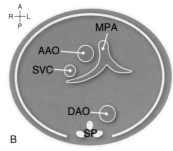

图 5-41   法洛四联症胎儿三血管切面

升主动脉增宽,主肺动脉内径明显小于升主动脉;A. 二维超声图;B. 示意图

MPA 主肺动脉;AAO 升主动脉;SVC 上腔静脉;DAO 降主动脉;SP 脊柱

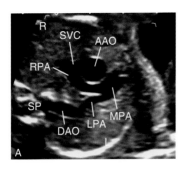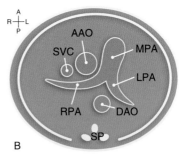

图 5-42   主动脉瓣狭窄胎儿三血管切面

主动脉瓣狭窄,升主动脉窄后扩张,与主肺动脉内径相近;A. 二维超声图;B. 示意图

MPA 主肺动脉;LPA 左肺动脉;RPA 右肺动脉;AAO 升主动脉;SVC 上腔静脉;DAO 降主动脉;SP 脊柱

4）肺动脉内径增宽：主肺动脉内径/升主动脉内径大于1.5。常见于肺动脉瓣狭窄（图5-43）、肺动脉瓣缺如综合征（图5-44）、卵圆孔血流受限等。

图5-43　动图　　图5-44　动图

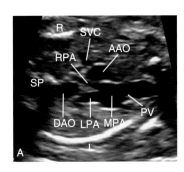 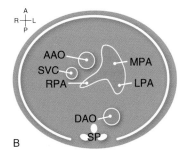

图5-43　肺动脉瓣狭窄胎儿三血管切面

主肺动脉及左肺动脉窄后扩张；A.二维超声图；B.示意图
PV 肺动脉瓣；MPA 主肺动脉；AAO 升主动脉；SVC 上腔静脉；LPA 左肺动脉；RPA 右肺动脉；DAO 降主动脉；SP 脊柱

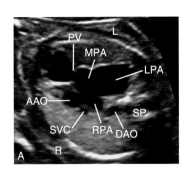 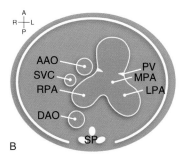

图5-44　肺动脉瓣缺如胎儿三血管切面

未探及明显肺动脉瓣，可见残存嵴样回声，肺动脉瓣环小，主肺动脉及左、肺动脉呈瘤样扩张，降主动脉向右侧移位；A.二维超声图；B.示意图
PV 肺动脉瓣；MPA 主肺动脉；AAO 升主动脉；SVC 上腔静脉；LPA 左肺动脉；RPA 右肺动脉；DAO 降主动脉；SP 脊柱

5）上腔静脉增宽：上腔静脉内径接近于或略小于升主动脉内径。常见于心上型肺静脉异位引流（图5-45）、下腔静脉中断伴奇静脉异常连接、心功能不全等。

图5-45　动图

（2）血管排列异常：三条血管的正常排列顺序发生改变。

1）大动脉右转位：主动脉位于肺动脉右前方，常见于完全型大动脉转位（图5-46）、右

图5-46　动图

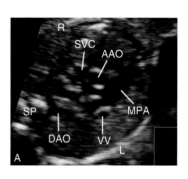
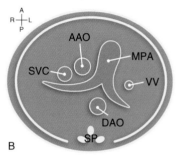

图5-45　心上型肺静脉异位引流胎儿三血管切面

肺动脉左侧增加一血管短轴回声，为垂直静脉，且上腔静脉因回流血量增多而增宽，与升主动脉相近；A.二维超声图；B.示意图
MPA 主肺动脉；AAO 升主动脉；SVC 上腔静脉；VV 垂直静脉；DAO 降主动脉；SP 脊柱

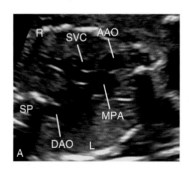
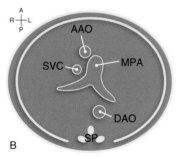

图5-46　完全型大动脉转位胎儿三血管切面

升主动脉前移，位于主肺动脉右前方；A.二维超声图；B.示意图
MPA 主肺动脉；AAO 升主动脉；SVC 上腔静脉；DAO 降主动脉；SP 脊柱

室双出口。

2）大动脉左转位：主动脉位于肺动脉左前方，常见于矫正型大动脉转位（图5-47）、右室双出口。

（3）血管数目异常

1）血管数目减少为2条，见于永存动脉干（图5-48）、主动脉闭锁（图5-49）、肺动脉闭锁（图5-50）。

图 5-47　动图　　图 5-48　动图

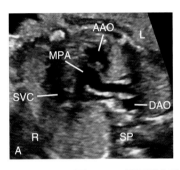
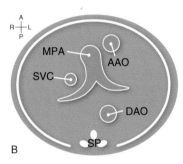

图 5-47　矫正型大动脉转位胎儿三血管切面

升主动脉最靠左前，主肺动脉位于升主动脉和上腔静脉之间；A. 二维超声图；B. 示意图

MPA 主肺动脉；AAO 升主动脉；SVC 上腔静脉；DAO 降主动脉；SP 脊柱

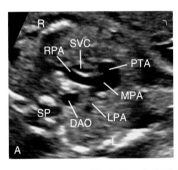
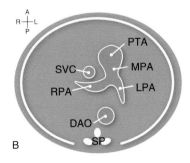

图 5-48　永存动脉干胎儿三血管切面

仅显示一条大动脉及上腔静脉，主肺动脉起自于大动脉干一侧壁，然后发出左、右肺动脉，此胎儿为永存动脉干Ⅰ型；A. 二维超声图；B. 示意图

PTA 永存动脉干；MPA 主肺动脉；LPA 左肺动脉；RPA 右肺动脉；SVC 上腔静脉；DAO 降主动脉；SP 脊柱

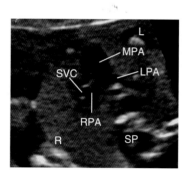

图 5-49　主动脉闭锁胎儿三血管切面

仅显示主肺动脉及上腔静脉,左、右肺动脉自主
肺动脉发出,未探及主动脉回声

MPA 主肺动脉;SVC 上腔静脉;LPA 左肺动
脉;RPA 右肺动脉;SP 脊柱

图 5-49　动图

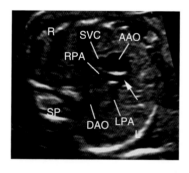

图 5-50　肺动脉闭锁胎儿三血管切面

仅显示升主动脉及上腔静脉 2 个大血管,未探
及主肺动脉回声,可见左、右肺动脉及融合部
(白色箭头所示)

AAO 升主动脉;SVC 上腔静脉;LPA 左肺动
脉;RPA 右肺动脉;DAO 降主动脉;SP 脊柱

图 5-50　动图

2）血管数目增加为 4 条,见于永存左上腔静脉(图 5-51),心上型肺静脉异位引流(图 5-45)。当永存左上腔静脉伴有右侧上腔静脉缺如时(又称孤立性左上腔静脉),仍可为 3 条血管(图 5-52)。

图 5-51　动图　　　图 5-52　动图

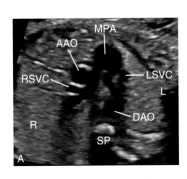 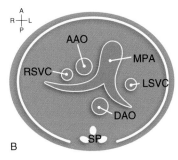

图 5-51　永存左上腔静脉胎儿三血管切面

肺动脉左侧增加一血管短轴回声,为左侧上腔静脉;A. 二维超声图;B. 示意图

MPA 主肺动脉;AAO 升主动脉;RSVC 右侧上腔静脉;LSVC 左侧上腔静脉;DAO 降主动脉;SP 脊柱

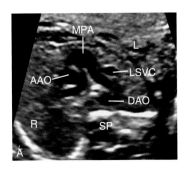 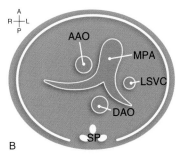

图 5-52　孤立性左上腔静脉胎儿三血管切面

肺动脉左侧增加一血管短轴回声,为左侧上腔静脉,未探及右侧上腔静脉;A. 二维超声图;B. 示意图

MPA 主肺动脉;AAO 升主动脉;LSVC 左侧上腔静脉;DAO 降主动脉;SP 脊柱

（4）左右肺动脉异常

1）左右肺动脉单支缺如：三血管切面肺动脉分叉处探查不到左肺动脉或右肺动脉（图5-53），使用对低速血流敏感的彩色多普勒血流显像技术可探及肺门处远端肺动脉及肺内血管，追踪可见其由动脉导管或主动脉分支动脉供血。

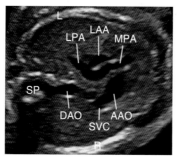

图 5-53　右肺动脉缺如胎儿三血管切面

图 5-53　动图

未探及右肺动脉回声，仅显示左肺动脉，此胎儿为法洛四联症

LPA 左肺动脉；MPA 主肺动脉；LAA 左心耳；AAO 升主动脉；SVC 上腔静脉；DAO 降主动脉；SP 脊柱

2）一支肺动脉异常起源于升主动脉：三血管切面显示肺动脉分叉处探查不到左肺动脉或右肺动脉起始段，根据肺门处肺动脉分支远端逆向追踪，显示其起源于升主动脉（图5-54）。

3）肺动脉吊带（左肺动脉异常起源于右肺动脉）：三血管切面显示肺动脉分叉处探查不到左肺动脉起始段，沿肺门处肺动脉分支远端逆向追踪，显示其起源于右肺动脉，向后走行，包绕气管或支气管（图5-55）。

（5）主肺动脉间隔缺损：三血管切面显示主 - 肺动脉间隔连续性中断（图5-54），彩色多普勒血流显像可见双向分流血流信号。

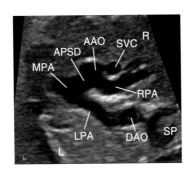

图 5-54　右肺动脉异常起源于升主动脉胎儿三血管切面

右肺动脉起源于升主动脉,左肺动脉起源于主肺动脉,此胎儿为 Berry 综合征,合并主肺动脉间隔缺损、主动脉弓中断

MPA 主肺动脉;LPA 左肺动脉;RPA 右肺动脉;APSD 主动脉间隔缺损;AAO 升主动脉;SVC 上腔静脉;DAO 降主动脉;SP 脊柱

图 5-54　动图

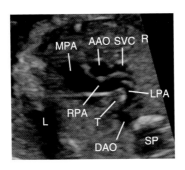

图 5-55　肺动脉吊带胎儿三血管切面

左肺动脉起源于右肺动脉,绕到气管后方,向左行走入左肺门,形成环绕气管的"C"形血管环

MPA 主肺动脉;AAO 升主动脉;SVC 上腔静脉;LPA 左肺动脉;RPA 右肺动脉;DAO 降主动脉;T 气管;SP 脊柱

图 5-55　动图

六、三血管气管切面

1. 检查手法　见本书第三章。

2. 正常声像图　见本书第三章。

3. 异常声像图

（1）主动脉弓、动脉导管与气管位置关系异常、主动脉弓分支及起源异常。

1）左位主动脉弓伴右锁骨下动脉迷走：三血管气管切面显示主动脉弓、动脉导管走行于气管左侧，右锁骨下动脉起自主动脉弓降部，于气管食管后方向右肩部走行（图5-56）。

图5-56　动图

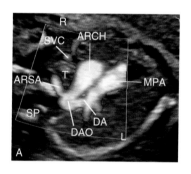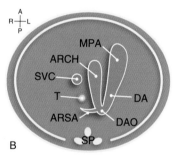

图5-56　右锁骨下动脉迷走胎儿三血管气管切面

主动脉弓及动脉导管均走行于气管左侧，右锁骨下动脉起自于弓降部，于气管后方向胎儿右肩部走行；A. 二维超声图；B. 示意图

ARSA 迷走右锁骨下动脉；MPA 主肺动脉；ARCH 主动脉弓；SVC 上腔静脉；DA 动脉导管；DAO 降主动脉；T 气管；SP 脊柱

2）右位主动脉弓、左位动脉导管：三血管气管切面显示主动脉弓位于气管右侧，动脉导管位于气管左侧，形成"U"形结构。右弓伴左锁骨下动脉迷走时，可见主动脉弓降部

图5-57　动图

发出一分支于气管食管后方向胎儿左肩部走行,为迷走左锁骨下动脉(图5-57)。右弓合并镜像分支时,主动脉弓第一分支为左无名动脉,发出左颈总、左锁骨下动脉(图5-58)。

图 5-58 动图

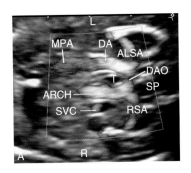
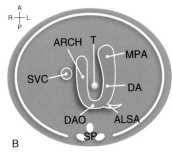

图 5-57 右位主动脉弓伴左锁骨下动脉迷走胎儿三血管气管切面

主动脉弓走行于气管右侧、动脉导管走行于气管左侧,左锁骨下动脉起自于主动脉弓降部,于气管后方向胎儿左肩部走行;A. 二维超声图;B. 示意图

ALSA 迷走左锁骨下动脉;RSA 右锁骨下动脉;MPA 主肺动脉;ARCH 主动脉弓;SVC 上腔静脉;DA 动脉导管;DAO 降主动脉;T 气管;SP 脊柱

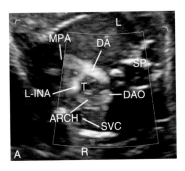
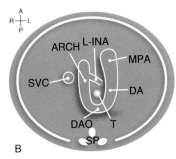

图 5-58 右位主动脉弓伴镜像分支胎儿三血管气管切面

主动脉弓走行于气管右侧、动脉导管走行于气管左侧,主动脉弓发出第一分支为左无名动脉;A. 二维超声图;B. 示意图

L-INA 左无名动脉;ARCH 主动脉弓;MPA 主肺动脉;SVC 上腔静脉;DA 动脉导管;DAO 降主动脉;T 气管;SP 脊柱

3)右位主动脉弓、右位动脉导管：三血管气管切面显示主动脉弓位于气管右侧、动脉导管与右肺动脉连接也位于气管右侧，二者构成右"V"字形（图5-59）。右位主动脉弓、右位动脉导管时，主动脉弓分支可为镜像分支或左锁骨下动脉迷走。

图 5-59   动图

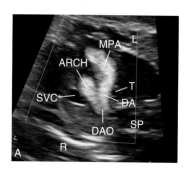 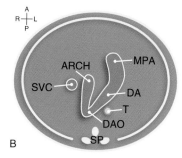

图 5-59   右位主动脉弓、右位动脉导管胎儿三血管气管切面

主动脉弓与动脉导管均走行于气管右侧，构成右"V"字形；A. 二维超声图；B. 示意图

MPA 主肺动脉；ARCH 主动脉弓；SVC 上腔静脉；DA 动脉导管；T 气管；DAO 降主动脉；SP 脊柱

4)双主动脉弓：三血管气管切面显示左侧和右侧主动脉弓环绕气管和食管形成"O"形血管环，动脉导管常位于主动脉弓的左侧，与血管环共同形成"6"或"9"形，左、右颈总动脉及锁骨下动脉均起自于同侧主动脉弓

图 5-60   动图

（图5-60）。双侧主动脉弓可以对称、可以一侧弓发育不良、闭锁或中断。

双主动脉弓与右位主动脉弓伴镜像分支鉴别诊断困难或无法鉴别，容易误诊。

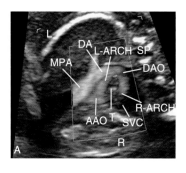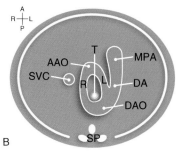

图 5-60　双主动脉弓胎儿三血管气管切面

左、右主动脉弓分列于气管两侧，包绕气管构成"O"形环，左侧与右侧
主动脉弓内径相近；A.二维超声图；B.示意图

MPA 主肺动脉；R-ARCH 右侧主动脉弓；L-ARCH 左侧主动脉弓；
AAO 升主动脉；SVC 上腔静脉；DA 动脉导管；T 气管；DAO 降主动脉；
SP 脊柱

（2）血管内径异常

1）主动脉弓内径小：主动脉弓内径明显小于主肺动脉
内径。

A. 主动脉缩窄：严重主动脉缩窄时，三血
管气管切面显示主动脉弓内径明显小于主肺
动脉，以峡部最为明显（图 5-61）。胎儿期尽管
主动脉峡部缩窄，但通常血流速度不增快，彩
色多普勒血流显像也不出现混叠，部分病例

图 5-61　动图

舒张期可见反向血流信号。如发现主动脉弓内径明显小于主
肺动脉，需结合主动脉弓长轴切面诊断主动脉缩窄，轻度主动
脉缩窄产前诊断困难。

B. 主动脉弓中断：三血管气管切面显示
主动脉弓内径小，与降主动脉不连续，主动脉
弓与动脉导管形成的"V"形结构消失，部分胎
儿横弓总是显示血管短轴（图 5-62），彩色多普
勒血流显像可见主动脉弓近端为前向血流而
远端血流消失。

图 5-62　动图

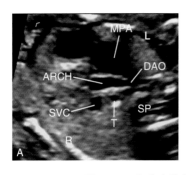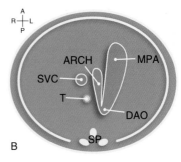

图 5-61　主动脉缩窄胎儿三血管气管切面

主动脉弓内径明显小于主肺动脉;A. 二维超声图;B. 示意图

MPA 主肺动脉;ARCH 主动脉弓;SVC 上腔静脉;DAO 降主动脉;T 气管;SP 脊柱

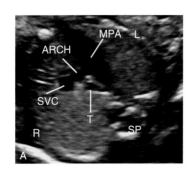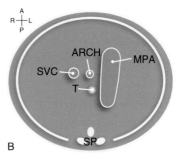

图 5-62　主动脉弓中断胎儿三血管气管切面

主动脉弓为血管短轴,内径小,与动脉导管无法汇聚成"V"字形;A. 二维超声图;B. 示意图

MPA 主肺动脉;ARCH 主动脉弓;SVC 上腔静脉;T 气管;SP 脊柱

2) 肺动脉内径小:主肺动脉内径小于主动脉弓内径。

A. 肺动脉狭窄:三血管气管切面显示主肺动脉内径小于主动脉弓,肺动脉内前向血流速度增快,部分病例可见动脉导管反向血流,见于单纯肺动脉狭窄或合并有肺动脉狭窄的先天性心脏畸形(图 5-63)。

图 5-63　动图

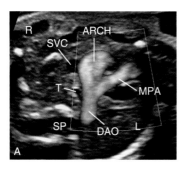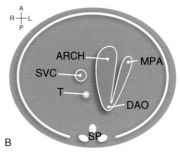

图 5-63　法洛四联症胎儿三血管气管切面

主肺动脉内径小于主动脉弓内径;A.二维超声图;B.示意图
MPA 主肺动脉;ARCH 主动脉弓;SVC 上腔静脉;T 气管;DAO 降主动脉;SP 脊柱

B.室间隔完整的肺动脉闭锁:三血管气管切面显示肺动脉内径小,彩色多普勒血流显像可见肺动脉瓣口无血流通过,主肺动脉内血流来自动脉导管。

3)肺动脉内径增宽:三血管气管切面主肺动脉内径/主动脉弓内径大于 1.5,见于肺动脉瓣狭窄、肺动脉瓣缺如综合征、卵圆孔血流受限等。

4)动脉导管内径小:三血管气管切面显示动脉导管内径小,明显小于左、右肺动脉,常提示动脉导管狭窄、收缩或早闭,动脉导管狭窄见于肺动脉狭窄、法洛四联症(图 5-64)、三尖瓣大量反流等疾病,动脉导管内可显示反向血流信号;动脉导管收缩多不伴有先心病,往往血流速度增快,典型的收缩期峰值流速可达 200~300cm/s(正常为 100~120cm/s),舒张期大于 35cm/s,搏动指数小于 1.9(图 5-65),部分病例也可表现为动脉导管内径小,血流速度明显减低,极少量血流信号通过。动脉导管早闭时表现为动脉导管内无血流信号显示或可见实性低回声充填,动脉导管完全闭合很少见。

5)动脉导管增宽迂曲或瘤样扩张:三血管气管切面显示动脉导管内径增宽、明显大于左、右肺动脉,走行迂曲,多为晚孕期正常变异;瘤样扩张时,管径超过孕龄正常值的第 95 位

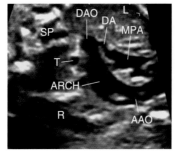

图 5-64　动图

图 5-64　动脉导管狭窄胎儿三血管气管切面

动脉导管内径小,此胎儿为法洛四联症

MPA 主肺动脉;DA 动脉导管;ARCH 主动脉弓;

AAO 升主动脉;T 气管;DAO 降主动脉;SP 脊柱

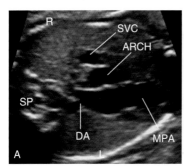

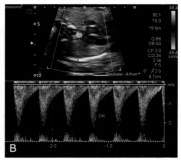

图 5-65　动脉导管收缩胎儿三血管气管切面

A. 动脉导管内径小;B. 动脉导管血流频谱形态异常,流速增快,收缩期

峰值流速 236cm/s,舒张期峰值流速 89cm/s,PI:1.69

MPA 主肺动脉;ARCH 主动脉弓;SVC 上腔静脉;DA 动脉导管;SP

脊柱

图 5-65　动图

百分数,呈囊状或纺锤状(图 5-66)。

(3)血管数目异常

1)血管数目减少为 2 条,见于永存动脉干(图 5-67)、肺动脉闭锁、完全型大动脉转位 - 右转位(图 5-68)。

2)血管数目增加为 4 条:见于永存左上腔静脉(图 5-69)、心上型肺静脉异位引流(图 5-70)。

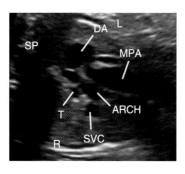

图 5-66 动脉导管瘤样扩张胎儿三血管气管切面

图 5-66 动图

MPA 主肺动脉;ARCH 主动脉弓;SVC 上腔静脉;DA 动脉导管;T 气管; SP 脊柱

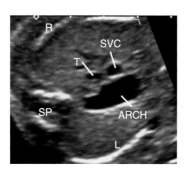

图 5-67 永存动脉干胎儿三血管气管切面

图 5-67 动图

仅显示主动脉弓及上腔静脉,此胎儿为永存动脉干Ⅱ型

ARCH 主动脉弓;SVC 上腔静脉;T 气管; SP 脊柱

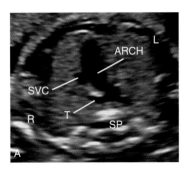
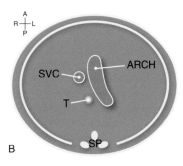

图 5-68　完全型大动脉转位 - 右转位胎儿三血管气管切面

仅显示主动脉弓及上腔静脉,因主动脉瓣下圆锥,主动脉前移,肺动脉位置相对变低,故此切面不显示肺动脉;A. 二维超声图;B. 示意图

ARCH 主动脉弓;SVC 上腔静脉;T 气管;SP 脊柱

图 5-68　动图

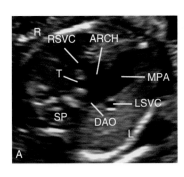
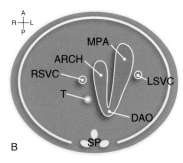

图 5-69　永存左上腔静脉胎儿三血管气管切面

肺动脉左侧增加一血管为左侧上腔静脉;A. 二维超声图;B. 示意图

LSVC 左侧上腔静脉;RSVC 右侧上腔静脉;MPA 主肺动脉;ARCH 主动脉弓;DAO 降主动脉;T 气管;SP 脊柱

图 5-69　动图

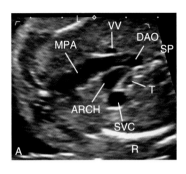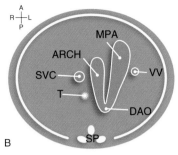

图 5-70　心上型肺静脉异位引流胎儿三血管气管切面

肺动脉左侧增加一血管为垂直静脉;A.二维超声图;B.示意图
SVC 上腔静脉;VV 垂直静脉;MPA 主肺动脉;ARCH 主动脉弓;
DAO 降主动脉;T 气管;SP 脊柱

图 5-70　动图

（4）主肺动脉间隔缺损:超声表现同三血管切面。

七、主动脉弓长轴切面

1. 检查手法　见本书第四章。

2. 正常声像图　见本书第四章。

3. 异常声像图

（1）主动脉缩窄:主动脉弓长轴切面显示主动脉弓局限性
狭窄(多为峡部)或主动脉弓广泛性狭窄,走行迂曲(图5-71)
或僵直,或缩窄的峡部汇入降主动脉呈支架样改变(图5-72),
降主动脉可有窄后扩张;部分病例主动脉弓可见反向血流,狭
窄处频谱多普勒舒张期流速增快。严重主动脉缩窄,首选对
低速血流敏感的彩色多普勒血流显像技术(如 ADF、HDFI、能
量多普勒等)有助于主动脉弓的显示,轻度主动脉缩窄产前诊

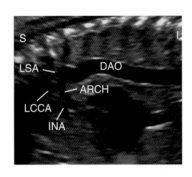

图 5-71　主动脉缩窄胎儿主动脉弓长轴切面　　图 5-71　动图

主动脉横弓缩窄,走行迂曲,3 条动脉分支间距增大
DAO 降主动脉;INA 无名动脉;LCCA 左颈总动
脉;LSA 左锁骨下动脉;ARCH 主动脉弓

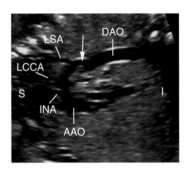

图 5-72　主动脉缩窄胎儿主动脉弓长轴切面　　图 5-72　动图

主动脉峡部缩窄,白色箭头所示为缩窄处,缩窄的峡
部汇入降主动脉呈支架样改变,左锁骨下动脉与左
颈总动脉间距增大
DAO 降主动脉;INA 无名动脉;LCCA 左颈总动
脉;LSA 左锁骨下动脉;AAO 升主动脉

断困难,若可疑缩窄,应动态观察。

　　(2) 主动脉弓中断:主动脉弓长轴切面显示主动脉弓连
续性中断,A 型:于左锁骨下动脉起始部远端中断(图 5-73);B
型:于左颈总动脉与左锁骨下动脉之间中断;C 型:于无名动
脉与左颈总动脉之间中断。ADF、HDFI、能量多普勒等血流显

像技术有助于鉴别主动脉缩窄和主动脉弓中断。

（3）卵圆孔血流受限或早闭：主动脉弓长轴切面显示卵圆孔小、卵圆瓣与继发隔粘连或形成房间隔膨胀瘤，卵圆孔血流束变窄或无血流通过（图 5-74）。

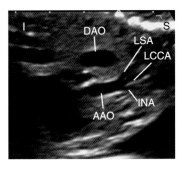

图 5-73　主动脉弓中断胎儿主动脉弓长轴切面
主动脉弓于左锁骨下动脉远端中断，此胎儿为 A 型主动脉弓中断
DAO 降主动脉；INA 无名动脉；LCCA 左颈总动脉；LSA 左锁骨下动脉；AAO 升主动脉

图 5-73　动图

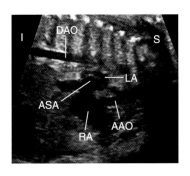

图 5-74　房间隔膨胀瘤胎儿主动脉弓长轴切面
左、右心房间可见房间隔呈瘤样回声凸向左心房
ASA 房间隔膨胀瘤；LA 左心房；RA 右心房；DAO 降主动脉；AAO 升主动脉

图 5-74　动图

八、动脉导管弓长轴切面

1. 检查手法　见本书第四章。
2. 正常声像图　见本书第四章。
3. 异常声像图　见于动脉导管收缩(图 5-75)、早闭,动脉导管增宽(图 5-76),动脉导管瘤样扩张。

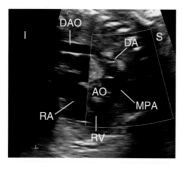

图 5-75　动脉导管收缩胎儿动脉导管弓长轴切面
动脉导管内可见极细血流信号通过
DA 动脉导管;MPA 主肺动脉;AO 主动脉;RV 右心室;RA 右心房;DAO 降主动脉

图 5-75　动图

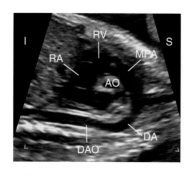

图 5-76　主动脉弓中断胎儿动脉导管弓长轴切面
显示动脉导管增宽
DA 动脉导管;MPA 主肺动脉;AO 主动脉;RV 右心室;RA 右心房;DAO 降主动脉

图 5-76　动图

九、腔静脉长轴切面

1. 检查手法　见本书第四章。

2. 正常声像图　见本书第四章。

3. 异常声像图

(1) 下腔静脉中断:腔静脉长轴切面探查不到下腔静脉回声,可见肝静脉直接回流入右心房(图 5-77)。

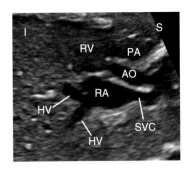

图 5-77　下腔静脉离断胎儿腔静脉长轴切面

未显示肝段下腔静脉,肝静脉直接入右心房

SVC 上腔静脉;HV 肝静脉;RA 右心房;

RV 右心室;AO 升主动脉;PA 肺动脉

图 5-77　动图

(2) 上下腔静脉增宽:常见于肺静脉异位引流、动静脉瘘、心功能不全(图 5-78)等。

(3) 三尖瓣后瓣异常:包括发育不良、缺如、下移畸形等,腔静脉长轴切面显示后瓣短小或未显示或附着点向心尖部移位,也可见三尖瓣前瓣冗长,并伴有三尖瓣关闭不全(图 5-79)。

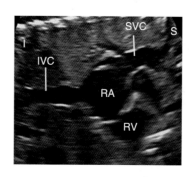

图 5-78　心功能不全胎儿腔静脉长轴切面

　　上腔静脉、下腔静脉明显增宽

SVC 上腔静脉;IVC 下腔静脉;RA 右心房;RV 右心室

图 5-78　动图

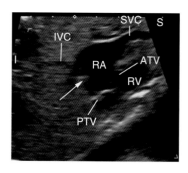

图 5-79　三尖瓣后瓣下移胎儿腔静脉长轴切面

　三尖瓣后瓣下移,白箭头所示为瓣环位置

SVC 上腔静脉;IVC 下腔静脉;RA 右心房;RV 右心室;PTV 三尖瓣后瓣;ATV 三尖瓣前瓣

图 5-79　动图

十、心底大动脉短轴切面

1. 检查手法　见本书第四章。

2. 正常声像图　见本书第四章。

3. 异常声像图　心底大动脉短轴切面可以观察主动脉与肺动脉位置关系异常、肺动脉狭窄或闭锁(图 5-80),协助诊断膜周部或干下型室间隔缺损。

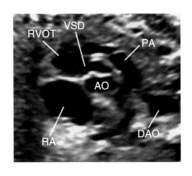

图 5-80　法洛四联症胎儿心底大动脉短轴切面

图 5-80　动图

肺动脉包绕主动脉关系存在,肺动脉狭窄
VSD 室间隔缺损;RA 右心房;RVOT 右
室流出道;PA 肺动脉;AO 主动脉;DAO
降主动脉

十一、双心室短轴切面

1. 检查手法　见中国胎儿心脏超声检查指南第四章。
2. 正常声像图　见中国胎儿心脏超声检查指南第四章。
3. 异常声像图

(1) 房室间隔缺损:双心室短轴切面完全型房室间隔缺损显示左右房室瓣融合为共同房室瓣,是一组房室瓣口,部分型房室间隔缺损显示两组房室瓣口(图 5-81)。

(2) 肌部室间隔缺损:双心室短轴切面显示肌部室间隔连续性中断,可单发或多发,彩色多普勒血流显像可见穿隔血流(图 5-82)。

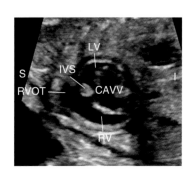

图 5-81 完全型房室间隔缺损胎儿双心室 **图 5-81 动图**
短轴切面

二尖瓣、三尖瓣构成共同房室瓣,一组房室
瓣口
LV 左心室;RV 右心室;IVS 室间隔;CAVV 共
同房室瓣;RVOT 右室流出道

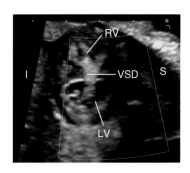

图 5-82 肌部室间隔缺损胎儿双心室短轴 **图 5-82 动图**
切面

肌部室间隔过隔分流束
LV 左心室;RV 右心室;VSD 室间隔缺损

第六章 胎儿心率及节律超声评估

一、心率及节律检查方法

目前超声心动图是诊断胎儿心律失常的主要方法,包括M型超声心动图、脉冲多普勒超声心动图、组织多普勒成像。

1. M型超声心动图 M型超声心动图具有良好的时间分辨率,当取样线同时穿过心房壁和心室壁时,记录到心房与心室壁的机械活动,不仅能够同时反映心房和心室活动的节律,而且可以反映心房与心室活动的相互关系(图6-1)。M型超声心动图主要局限在于不能明确心脏房室收缩的起点和最

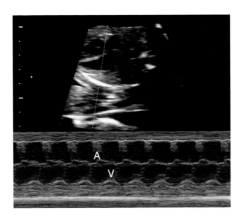

图6-1 M型超声心动图记录的正常胎儿窦性心律

取样线同时穿过右心房和左心室,胎心率150次/分,节律整齐规则

A 心房收缩;V 心室收缩

高峰,从而限制了其用于房室传导(atrioventricular,AV)时间间期的测量。

2. 脉冲多普勒超声心动图 脉冲多普勒超声心动图能够提供胎儿心律失常的重要信息,目前是除了 M 型超声心动图之外的首选方法。脉冲多普勒能获取心脏房室收缩的同步信号、确定房室活动发生的时间和测量各时间间期,以及获取可用于区分各类心律失常所需的数据,也可以评价机械性 PR 间期。将脉冲多普勒取样容积置于二尖瓣和主动脉瓣(图 6-2)、肺动脉和肺静脉(图 6-3)、肾动脉和肾静脉(图 6-4)或上腔静脉和主动脉处(图 6-5)可获得相应信息。

3. 组织多普勒成像 组织多普勒成像是利用心肌运动的彩色编码技术评估心房心室收缩活动的时间顺序,此法较脉冲多普勒更有优势,能准确测量 AV 间期和室壁运动速度,但组织多普勒超声应用范围较窄,限制了临床应用。

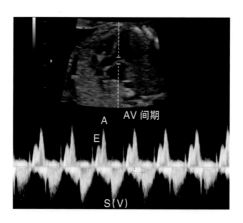

图 6-2 脉冲多普勒记录正常窦性心律左心室流入道(二尖瓣)和流出道(主动脉瓣)频谱

二尖瓣 A 峰起点代表心房收缩开始,主动脉 V 峰起点代表心室收缩开始,心房收缩开始到心室收缩开始的时间,即 A-V 间期(机械性 PR 间期),正常 AV 间期 <140ms

E 心室舒张早期;A 心室舒张晚期(心房收缩);S(V)心室收缩

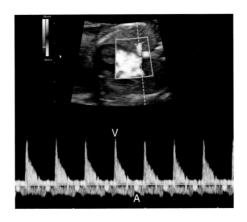

图 6-3 脉冲多普勒记录正常窦性心律肺动脉、肺静脉频谱

肺静脉 A 波的起点代表心房收缩开始,肺动脉 V 波的起点代表
心室收缩开始

A 心房收缩;V 心室收缩

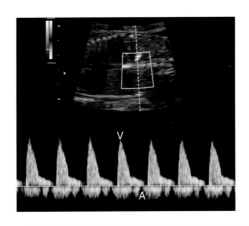

图 6-4 脉冲多普勒记录正常窦性心律肾动脉、肾静脉频谱

肾静脉 A 波的起点代表心房收缩开始,肺动脉 V 波的起点代表
心室收缩开始

A 心房收缩;V 心室收缩

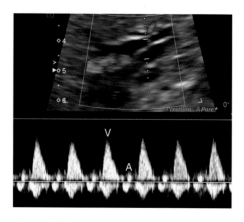

图 6-5　脉冲多普勒记录正常窦性心律主动脉、上腔静脉频谱
上腔静脉 A 波的起点代表心房收缩开始,主动脉 V 波的起点
代表心室收缩开始

A 心房收缩;V 心室收缩

二、心律失常类型及超声心动图表现

1. 不规则心律失常

(1) 房性期前收缩:房性期前收缩是胎儿最常见的一种不规则性心律失常,是由于心房异位激动所导致,多在妊娠中期末发生,通常为良性。它可以下传至心室或被阻滞,分别引起不规则心律或暂停,也可进展成心动过速以及复杂期前收缩可呈二联律或三联律。M 型超声心动图显示心房壁运动波(a波)提前出现,幅度较正常 A 波低,如果下传至心室,出现相应的心室运动波形 V(图 6-6),如果不下传至心室,则不出现相应的心室运动波形 V,代偿间歇可完全或不完全。多普勒超声心动图显示二尖瓣 A 峰提前出现,无 E 峰,房性期前收缩下传至心室时,可出现对应的心室射血波 S,且血流速度较低,不下传至心室时,无对应的 S 波,代偿间歇可完全或不完全(图 6-7)。

(2) 室性期前收缩:室性期前收缩指期前收缩起源于心

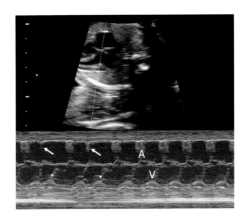

图 6-6 M 型超声心动图记录的房性期前收缩

取样线同时穿过右心房和左心室,胎心率 148 次 / 分,粗箭头:房
性期前收缩波(a 波),细箭头:房性期前收缩波下传引起的心室波

A 心房收缩;V 心室收缩

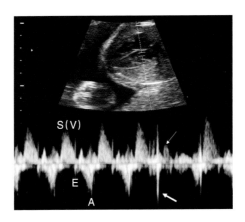

图 6-7 脉冲多普勒记录的房性期前收缩

取样容积置于左心室流入道与流出道交界处,粗箭头:房性期前收
缩引起的房室瓣提前开放的血流频谱,细箭头:房性期前收缩引起
的心室收缩血流频谱

E 心室舒张早期;A 心室舒张晚期(心房收缩);S(V)心室收缩

室,较房性期前收缩少见。M型超声心动图显示心室壁运动波v提前出现,心房壁运动波规律,代偿间歇完全(图6-8)。多普勒超声心动图显示心室射血波S提前出现,心房运动波不受影响,代偿间歇完全。

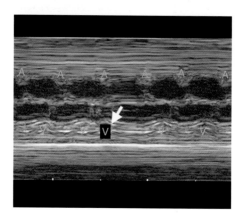

图6-8　M型超声心动图记录的室性期前收缩
心室收缩波v提前出现(箭头所示),心房收缩波A节律规律
A 心房收缩;V 心室收缩

2. 心动过速

(1)窦性心动过速:胎儿心室率为180~200次/分,呈正常的1:1房室传导。M型显示心房和心室收缩顺序规律出现;多普勒超声心动图各波峰及间距规则。

(2)室上性心动过速:室上性心动过速(supraventricular tachycardia,SVT)发作时,胎儿心率为220~260次/分,1:1房室传导,节律整齐规则,不伴有心房率或心室率的变化。M型超声心动图显示心房和心室收缩波规律出现(图6-9),多普勒超声心动图各波峰及间距规则。

(3)室性心动过速:本病较少见,指心室率高于180次/分的房室分离,心房率通常正常。M型超声心动图心室壁活动曲线显示心室收缩规律出现,心房壁活动曲线显示心房收缩不规律,且心房率 < 心室率。多普勒超声心动图显示心室

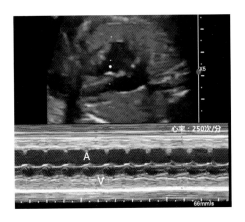

图 6-9 M 型超声心动图记录的室上性心动过速
取样线同时穿过右心房和左心室,胎儿心房率 250
次 / 分,心室率 250 次 / 分,节律整齐规则
A 心房收缩;V 心室收缩

射血波规则,二尖瓣 E 峰规则、A 峰频率及大小不规则。

(4)心房扑动:本病为第二位常见的胎儿快速型心律失常,持续发作可致心脏扩大和心功能不全,是一种潜在致命性心律失常。M 型超声心动图显示心房率 >300 次 / 分,心房壁收缩频率快而规律,心室壁收缩不规律,且心室率 < 心房率(图6-10)。多普勒超声心动图二尖瓣 A 峰频率规则增快,相邻 A 峰间距 <200ms,E 峰频率慢。如果心房率 > 心室率,此时应分析为心房收缩与心室收缩的对应关系(如 2∶1 或 3∶1),从而确定是否心房扑动伴房室传导阻滞。

(5)心房颤动:胎儿房颤少见,为快速而不规则的心房率和房室传导阻滞。M 型超声心动图心房壁活动曲线显示胎儿心房收缩 A 峰增快而不规律,心房率 >360 次 / 分,心室壁活动曲线显示心室率多在 120~160 次 / 分,心室收缩不规律,心房率 > 心室率。多普勒超声心动图显示二尖瓣 E 峰、A 峰融合呈单峰,振幅及时距不等,与 S 波无固定关系,S 波振幅、大小、时距亦绝对不等。胎儿期往往不能明确区分房颤与房扑,一般来说如果心房率大于 300 次 / 分且规则,则为心房扑动;

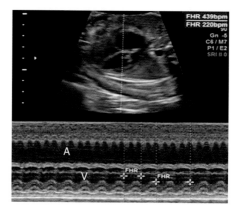

图 6-10 M 型超声心动图记录的心房扑动

取样线同时穿过右心房和左心室,胎儿心房率 439

次 / 分,心室率 220 次 / 分,提示房室传导比 2∶1

A 心房收缩;V 心室收缩

如果心房率不规则,可考虑为心房颤动。

3. 心动过缓

(1)窦性心动过缓:胎心率持续 <100 次 / 分,呈正常的
1∶1 房室传导。M 型超声心动图显示心房、心室收缩顺序规
律出现,多普勒超声心动图显示各波峰及间距规则,时限延
长,相邻 S 波顶点时距 >600ms。

(2)完全性房室传导阻滞:完全性房室传导阻滞为Ⅲ度房
室传导阻滞,是最常见的持续性胎儿心动过缓,表现为所有来
自心房的激动都不能下传至心室而引起完全性房室分离。M
型超声心动图显示胎儿心室率 <80 次 / 分,多数 <50 次 / 分,
心房和心室壁活动曲线节律分离,各有自己的节律,二者互
不相关,且心室率 < 心房率(图 6-11)。多普勒超声心动图显
示二尖瓣波群 E、A 波各自大小相对一致,AA 间期相对规
则,E-E、S-S 间期延长,E、A 峰互不相关,E-A 间期不规律,E 波频
率慢于 A 波。

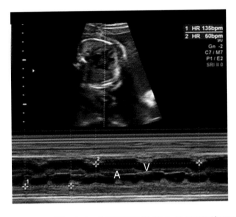

图 6-11 M 型超声心动图记录的完全性房室传导阻滞

取样线同时穿过左心室和右心房,胎儿心房率 135 次 / 分,
心室率 60 次 / 分,各自节律整齐,心房和心室率无相关性

A 心房收缩;V 心室收缩

三、心律失常常见病因及管理

1. **心律失常常见病因** 胎儿心律失常多考虑以下几种原因:①胎盘功能减退,胎儿窘迫;②脐带受压或缠绕;③胎儿心肌炎或心脏结构异常;④胎儿心脏神经系统发育不全。胎儿心律失常的影响因素从高到低分别为胎儿心脏结构异常、胎儿宫内窘迫及脐带异常等。其中,缓慢型心律失常的胎儿房室传导阻滞由传导系统先天发育不完善、受损或解剖结构上的中断导致,与先天性心脏结构异常高度相关,特别是完全性房室传导阻滞,约 50% 与胎儿先天性心脏畸形有关,尤其是与心房异构、矫正型大动脉转位或房室间隔缺损等复杂畸形高度相关,另 50% 可能与母体结缔组织疾病有关,包括 SSA、SSB 抗体阳性及 Sjögren 综合征,与循环系统中的抗体损伤易感胎儿的房室结和传导系统有关。另外,孕晚期房性期前收缩,多由于房间隔膨胀瘤或卵圆瓣冗长撞击心房壁所致。

2. **常见心律失常管理** 大部分阵发性心律失常胎儿在

严密监护保守治疗下,预后良好,胎儿心动过缓预后较差。胎儿心律失常围生期预后与胎儿心律失常分类、是否伴有心血管或其他畸形、有无胎儿水肿密切相关。因此产前正确诊断及选择适当方法处理胎儿心律失常在临床上显得尤为重要。

(1)不规则心律失常:通常房性期前收缩是良性的、自愈性的,能在随访过程或出生后消失,不需要任何治疗。只有1%~3%的病例可能会发展至心动过速。大约有0.3%~2%的病例合并有先心病。处理原则包括:①胎儿超声心动图排除心脏结构畸形;②一周一次或两次心脏超声检查排除是否转变为心动过速;③每周一到两次胎心监护;④孕妇避免咖啡、浓茶及抽烟。室性期前收缩很少见,一般可以自愈,需定期观察以防止发展成室性心动过速。

(2)心动过速:中孕期胎儿室上性心动过速呈阵发性发作且对胎儿血流动力学无影响时,仅需密切观察和随访,一般不需要特殊处理。但持续性快速性心律失常可能导致胎儿血流动力学受损而致心衰和水肿,此时如不及时干预,胎儿将很快出现不良后果,甚至死亡。

1)室上性心动过速:可以是持续性,但更多情况下是间断性的。临床处理:孕妇需住院通过连续性胎心监护来观察胎儿心率的变化情况。具体处理应该根据胎儿心律、孕周、是否有胎儿水肿、结构畸形、孕妇情况而定。表6-1总结了胎儿SVT宫内治疗的基本处理原则:

表6-1　SVT宫内基本处理原则

	建议处理	建议观察	建议分娩
心率	>220次/分	≤200次/分	足月(≥37周)、胎儿肺成熟均可建议分娩
持续性	24小时内超过50%	24小时内少于20%~25%	
孕周	<34周	≥34周	
胎儿水肿	治疗		
合并先兆子痫			分娩

SVT 的宫内治疗包括孕妇服药和直接胎儿宫内肌内注射。在给孕妇服药前,应对孕妇心功能进行评估,心电图是常规方法。首选药是地高辛(digoxin),常用第二类药包括氟卡尼(Flecainide)、索他洛尔(sotalol)、胺碘酮(amiondaron)。

2)房扑、房颤:房扑可用地高辛或普萘洛尔来控制心室律,或者用氟卡尼、索他洛尔、胺碘酮来转变成窦性心律。房颤非常少见,治疗上没有系统的临床研究,治疗首选药物是地高辛。

3)室性心动过速或室颤:非常少见。临床治疗因病因不同而不一样。如果心律 <200 次 / 分,只需观察即可。如果室性心动过速是因尖端扭转型室性心动过速而导致,可静脉注射镁剂、利多卡因或口服普萘洛尔。如果室性心动过速伴有长 QT 综合征,应避免用延长 QT 的药物。如果室性心动过速是因病毒感染或自身免疫疾病而导致的心肌炎,可用地塞米松。

(3)心动过缓:不同原因导致的心动过缓,临床处理不一样,因此首先必须查明导致心动过缓的原因。

1)窦性心动过缓通常是短暂的,大多是生理性的,或因为孕妇低血压、麻醉、缺氧等原因导致,一般不需要特殊处理,只需观察。在超声检查中有时会有短期(短于 1 分钟)的窦性心动过缓,一般无临床意义,有报道显示这是由于探头压迫母亲腹壁引起的迷走神经反应。持续的窦性心动过缓常是窦房结功能障碍表现。

2)如果怀疑长 QT 综合征而导致的心动过缓,需要查孕妇家族遗传病史。

3)房室传导阻滞是另一类心动过缓,其中以特异性房室传导阻滞预后最好,而心脏结构异常导致的房室传导阻滞预后最差。因自身免疫病(抗 -SSA 和抗 -SSB 抗体)产生的一度或二度房室传导阻滞部分可逆,三度房室传导阻滞不可逆。通常只要心率 >55 次 / 分,不会产生胎儿水肿,可给孕妇服用 β 受体激活剂(特布他林,terbutaline)来提高胎儿心律。三度房室传导阻滞的新生儿,在出生时应该立即安装心脏起搏器。因自身免疫疾病(抗 -SSA 和抗 -SSB 抗体)而产生的房室传导阻滞通常发生在 24 周以前。抗 -SSA 和抗 -SSB 抗体浓度越高,产生房室传导阻滞可能性越大。一般从 16 周开始,每周超声测量 P-R 间期,如果有 P-R 间期延长怀疑有一度 / 二度房室传导阻滞,可给孕妇服用地塞米松(4 mg/d)。如果 24 周后 P-R 间期正常,可改为每两周一次超声。因抗 -SSA 和抗 -SSB 抗体导致的房室传导阻滞,复发率高达 20%,但目前没有很好的治疗方法,可从 12 周左右开始给孕妇服用地塞米松。

3. 终止妊娠和产后处理

(1) 终止妊娠:终止妊娠时期一般是根据孕周和胎儿宫内健康状况来决定。足月胎儿伴有持续性心动过速、房室传导阻滞、胎儿水肿,应及时选择终止妊娠。对未足月胎儿,尤其是 34 周以前的胎儿,应尽量选择宫内治疗,同时给糖皮质激素促胎肺成熟。对宫内治疗无法改善胎儿心律,以及心功能和健康状况明显恶化的胎儿,在给糖皮质激素促胎肺成熟之后,应考虑终止妊娠。

(2) 产后处理:对伴有胎儿心律失常的孕妇,在分娩时应该事先通知新生儿科医生和儿科心血管医生,在出生之后应尽快做超声心动图及心电图来评估新生儿心脏功能,确定心律失常的类型以及可能的病因,并进行针对性治疗,对伴有三度房室传导阻滞的胎儿,出生后应立即安装心脏起搏器。

第七章　胎儿心脏功能超声评估

胎儿心脏功能超声检测技术主要包括二维超声、M型超声、多普勒超声、四维超声及应变超声成像等。评价内容主要分为心脏舒张功能评价、心脏收缩功能评价、心脏整体功能评价及心血管血流动力学评价。

一、舒张功能评价

现有研究表明,胎儿心脏舒张功能下降对胎儿的影响更为显著,比心脏收缩功能降低导致的胎儿死亡风险更高。因此,胎儿心脏舒张功能评价尤为重要。

1. 房室瓣

(1) 血流多普勒频谱:正常胎儿二尖瓣及三尖瓣血流多普勒频谱为舒张期单向双峰频谱,第一峰为 E 峰,第二峰为 A 峰,虽然随着孕周的增加,房室瓣口 E 峰/A 峰血流速度比值(E/A)逐渐增大,但整个胎儿期 E/A 始终小于 1,当 E/A >1 时提示舒张功能减低(图 7-1)。此外,若房室瓣口血流频谱表现为单峰(排除心动过速)或者虽然为双峰但持续时间明显缩短时,提示心室充盈减少,心室舒张功能降低(图 7-2、图 7-3),比如双胎输血综合征的受血儿。

(2) 组织多普勒频谱:房室瓣环运动速度也可用来评价舒张功能,二尖瓣环或三尖瓣环组织多普勒频谱由收缩期 s 峰、舒张早期 e 峰和心房收缩期 a 峰组成,心脏舒张功能正常时

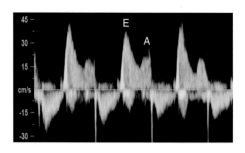

图 7-1　心脏舒张功能下降房室瓣口频谱
房室瓣口血流多普勒频谱显示 E 峰 >A 峰,
提示心室舒张功能下降
E 心室舒张早期;A 心室舒张晚期(心房收缩)

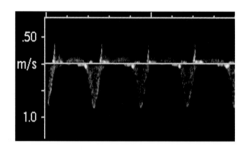

图 7-2　心脏舒张功能下降房室瓣口频谱
房室瓣口血流多普勒频谱呈单峰,持续时间
较短,提示心室舒张功能下降

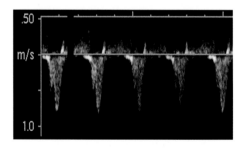

图 7-3　心脏舒张功能下降房室瓣口频谱
房室瓣口血流多普勒频谱虽然为双峰,但持
续时间明显缩短,提示心室舒张功能下降

e 峰一般小于 a 峰(图 7-4)。当 e 峰大于 a 峰时可能提示舒张功能下降。但该指标目前研究较少,尚未在临床常规应用。

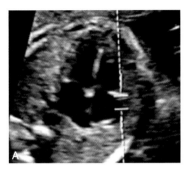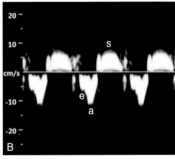

图 7-4　正常胎儿房室瓣环组织多普勒频谱

A.脉冲多普勒取样容积放置在房室瓣环水平,记录房室瓣环组织多普勒频谱;B.正常胎儿房室瓣环组织多普勒频谱 e 峰小于 a 峰

e 峰为心室舒张早期瓣环速度;a 峰为心房收缩期瓣环速度;s 峰为心室收缩期瓣环速度

2. 静脉导管或肺静脉　当心室舒张功能降低,心房血液充盈到心室会受到影响,甚至导致心房压力升高,此时会出现静脉导管或肺静脉 A 波减低、缺失或反向(图 7-5)。

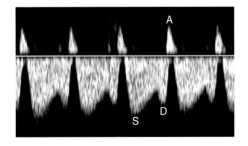

图 7-5　心脏舒张功能下降静脉导管频谱

静脉导管 A 波反向,提示心室舒张功能减低

S 心室收缩期;D 心室舒张早期;A 心室舒张晚期(心房收缩)

二、收缩功能评价

目前评价胎儿心脏收缩功能的指标主要有:短轴缩短率(FS)、射血分数(EF)、联合心输出量(CCO)及联合心输出量指数(CCI)、心室面积变化百分比(FAC)及二、三尖瓣瓣环收缩期位移等。

1. 心室短轴缩短率和射血分数 短轴缩短率(FS)是评价胎儿心脏收缩功能最实用的指标。具体测量方法如下:选择心脏四腔心切面(最好是横向四腔切面),将M型超声心动图取样线经心室腱索水平垂直于室间隔穿过两心室,获得左、右室壁和室间隔运动曲线,分别测量左、右心室舒张期和收缩期内径,计算左、右心室 FS 值。计算公式为:FS(%)=(舒张期内径 − 收缩期内径)/ 舒张期内径 ×100%,正常值一般大于28%(图 7-6)。

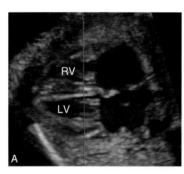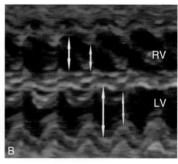

图 7-6   左、右室心室短轴缩短率计算

A. M 型取样线垂直通过右室和左室壁;B. 左、右室壁和室间隔 M 型运动曲线,白色箭头代表为心室舒张期内径,黄色箭头代表心室收缩期内径

RV 右心室;LV 左心室

心室射血分数(EF)是评价心室收缩功能的重要指标。然而胎儿心室形态与儿童和成人都不同,且胎儿心脏较小,测量易产生误差,因此不建议采用双平面法测量胎儿 EF 值。心脏四维超声心动图因为不需要对心室形态进行假设,因此可

能适合测量胎儿 EF 值。然而受仪器条件限制,目前尚未在临床常规应用。

2. 联合心输出量及联合心输出量指数　胎儿期由于卵圆孔和动脉导管持续开放,胎儿心输出量以联合心输出量(CCO)来表示,为胎儿体循环和肺循环的总和。每分钟 CCO 的测量和计算方法如下:首先通过左、右心室流出道切面,分别测量主动脉及肺动脉瓣环内径(D);在所测内径处获取血流速度频谱,描记频谱得到血流速度时间积分(VTI);测量心率(HR)。然后通过以下公式计算每分钟流经主动脉或肺动脉的血流量,即左心或右心心输出量(CO):$CO = \pi \times (D/2)^2 \times VTI \times HR$。左心和右心 CO 相加即为 CCO(图 7-7)。由于胎儿体重随孕周不

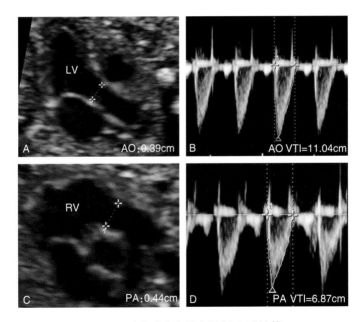

图 7-7　胎儿联合心输出量(CCO)计算

A. 测量主动脉瓣环内径为 0.39cm;B. 描记主动脉血流频谱得到 VTI=11.04,左心室每分钟输出量 $=3.14 \times (0.39/2)^2 \times 11.04 \times 156(心率)=$ 208ml/min;C. 测量肺动脉瓣环内径为 0.44cm;D. 描记肺动脉血流频谱得到 VTI=6.87,右心室每分钟输出量 $=3.14 \times (0.44/2)^2 \times 6.87 \times 156(心率)=$ 164ml/min;每分钟联合心输出量为 372ml/min

断增加,因此需依据胎儿体重进行校正。CCO(ml)与胎儿体重(kg)之比为联合心输出量指数(CCI,ml/kg)。正常胎儿 CCI 参考值范围为 400~600ml/(kg·min),其中右心占 55%~60%;胎儿贫血、静脉畸形、骶尾部畸胎瘤以及双胎输血综合征受血儿等情况下,CCO 会明显升高,CCI>750~800ml/(kg·min)。

3. 心室面积变化百分比　心室面积变化百分比(FAC)也常用于评价胎儿心室收缩功能(图 7-8)。具体测量及计算方法如下:获取胎儿心脏四腔心切面,在同一心动周期内,分别描记心室舒张期及收缩期面积,FAC(%)=(舒张期面积 − 收缩期面积)/ 舒张期面积 ×100%。

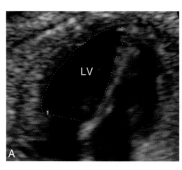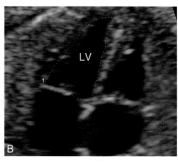

图 7-8　心室面积变化百分比测量及计算

A. 描记心室舒张期面积为 2.07cm^2;B. 描记心室收缩期面积为 1.22cm^2,计算面积变化百分比为 $(2.07-1.22)/2.07=41\%$

另外,M 型测量房室瓣环收缩期位移评价心肌纵向收缩功能、超声应变成像技术定量评价局部心肌形变特性等方法主要用于研究,尚未常规应用于临床。

三、整体功能评价

Tei 指数,也称心肌做功指数(MPI),是 Tei 等提出的一项反映心脏整体功能的指标,其测量不受心室几何形态的影响,与心率无明显相关性,重复性好。心室功能障碍时,Tei 指数增大。Tei 指数 =(IVCT+IVRT)/ET,式中 IVCT、IVRT 及 ET 分别为心室等容收缩时间、等容舒张时间及心室射血时间(图7-9),Tei 指数可通过血流频谱多普勒(图 7-10、图 7-11)或组织多普勒(图 7-12)获得。

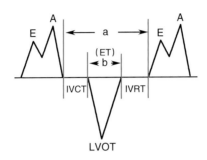

图 7-9　Tei 指数测量所需参数示意图

Tei 指数 =(IVCT+IVRT)/ET,可通过使用(a−b)/b 来计算,其中 a 代表心动周期中二尖瓣血流舒张晚期 A 峰结束到下一个心动周期二尖瓣血流舒张早期 E 峰开始的时间;b 代表心室射血时间(ET)

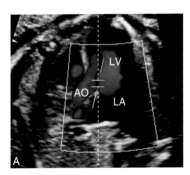 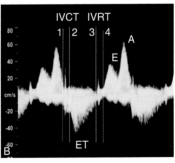

图 7-10　血流频谱多普勒法测量左室 Tei 指数

A. 取样容积置于左室流入道和流出道之间;B. 左室流入道和流出道血流频谱,1 和 4 线之间时间为 a,2 和 3 线之间时间为 b;

Tei 指数 =(IVCT+IVRT)/ET, 或 Tei 指数 =(a−b)/b;AO 主动脉;LA 左心房;LV 左心室

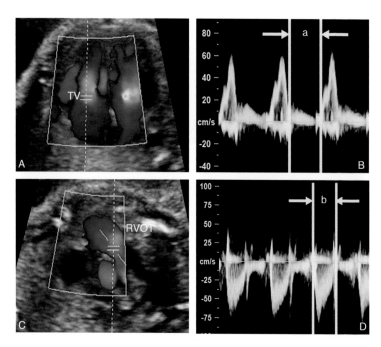

图 7-11　血流频谱多普勒法计算右室 Tei 指数

A、C 取样容积分别置于三尖瓣口和肺动脉瓣口;B、D 获得右室流入道和右室流出道血流频谱,分别测量 a 和 b,Tei 指数 =(a-b)/b

TV 三尖瓣;RVOT 右室流出道

四、心血管功能及血流动力学综合评价

由于胎儿心脏功能与胎儿血流动力学相互影响,对胎儿心血管功能及血流动力学进行综合评估可更全面反映胎儿的心血管功能整体状态。据此,Huhta JC 等建立了胎儿心脏功能和血流动力学综合评分体系(表 7-1)。该体系主要涉及五项评估内容,分别为:①胎儿水肿情况;②静脉导管和脐静脉多普勒;③心脏大小;④心脏功能;⑤脐动脉多普勒。每项内容正常评分为 2 分,总评分 10 分。若有异常,则根据严重程度对应为 0 分或 1 分。若总评分≤5 分,提示胎儿预后差,围

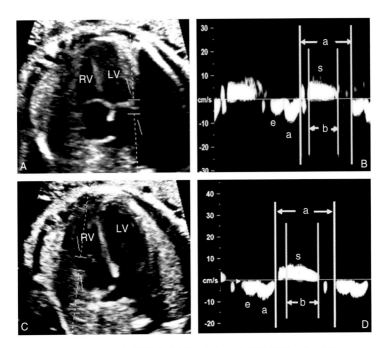

图 7-12　组织多普勒法获得左室和右室 Tei 指数 =(a–b)/b

A、C 取样容积分别置于二尖瓣和三尖瓣瓣环处;B、D 分别获得二尖瓣瓣环和三尖瓣瓣环组织多普勒频谱,测量 a 和 b,计算 Tei 指数 =(a–b)/b e 峰为心室舒张早期瓣环速度;a 峰为心房收缩期瓣环速度;s 峰为心室收缩期瓣环速度;a 代表 a 峰结束到下一个心动周期 e 峰开始的时间,b 代表心室射血时间;LV 左心室;RV 右心室

生期死亡率极高。

表 7-1　心血管功能及血流动力学综合评分体系

指标	正常(2 分)	轻度异常(1 分)	异常(0 分)
积液、水肿	无	腹水或胸水或心包积液	皮肤水肿
静脉频谱			
脐静脉	正常	正常	脐静脉有搏动
静脉导管	正常	A 波接近基线或反向	

续表

指标	正常（2 分）	轻度异常（1 分）	异常（0 分）
心脏大小 （心胸面积比）	0.20~0.35	0.35~0.50	<0.20 或 >0.50
心脏功能	二尖瓣或三尖瓣双峰 E 峰 <A 峰 右心室 / 左心室 FS>0.28	全收缩期三尖瓣反流或右心室 / 左心室 FS<0.28	全收缩期二尖瓣反流或舒张期单峰
动脉频谱 （脐动脉）	正常	舒张末期血流消失	舒张末期血流反向

注：改自 Huhta JC. Fetal congestive heart failure. Semin Fetal Neonatal Med，2005，10（6）：542-552

FS 为心室短轴缩短率

　　评价指标中，脐动脉（UA）和脐静脉（UV）是反映胎盘阻力的重要血管。采集脐血管血流频谱时，取样容积多放在胎儿与胎盘中间游离段。随孕周增加，脐血管阻力逐渐下降，UA 舒张期血流增加，UV 为典型静脉血流频谱，无任何搏动（图 7-13），但可随呼吸运动出现波动。胎盘功能障碍时，胎盘血管阻力增大，表现为 UA 舒张期血流速度降低、消失或反向（图 7-14），UV 血流频谱出现与心动周期一致的搏动，严重时可导致右心功能障碍。

　　正常情况下，胎儿大脑中动脉（MCA）血流阻力通常高于

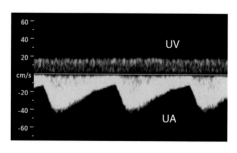

图 7-13　正常脐动脉和脐静脉血流速度频谱

UV 脐静脉；UA 脐动脉

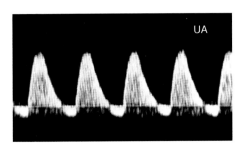

图 7-14 脐动脉舒张期血流反向频谱

UA 脐动脉

同孕周胎儿的脐动脉阻力(图 7-15)。当 MCA 阻力下降,甚至低于脐动脉时,多提示胎儿宫内缺氧,当然还需结合其他表现综合评估。此外,MCA 收缩期峰值血流速度增加还可能提示胎儿贫血,超过正常同孕龄胎儿中位数的 1.5 倍时,诊断贫血的敏感性为 100%,假阳性率为 12%。MCA 频谱获取方法

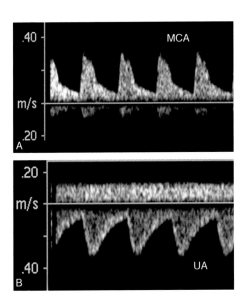

图 7-15 正常大脑中动脉(MCA)与脐动脉(UA)血流频谱

正常胎儿大脑中动脉血流频谱(图 A)与脐动脉(图 B)相比,MCA 阻力较高,此胎儿大脑中动脉搏动指数为 1.60,脐动脉搏动指数为 1.08

如下:取胎儿丘脑切面,平行下移探头找到大脑血管 Wills 环。将频谱多普勒取样容积置于 MCA(图 7-16),多普勒取样线与血流方向平行的基础上校正角度要尽量最小,获取 MCA 血流速度频谱。操作过程中,注意不能用力过大,否则会因挤压胎儿头部造成舒张期血流减少,甚至造成舒张期血流反向。

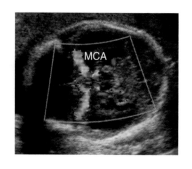

图 7-16 彩色多普勒显示胎儿大脑 Wills 环

MCA 大脑中动脉

然而,该评分系统也有其局限性,一些较新的敏感指标如:Tei 指数及心肌应变等未被纳入,这些指标在心血管功能及血流动力学综合评价中的作用还需进一步研究。

第八章　胎儿先心病遗传检测

一、遗 传 因 素

从遗传学角度可将先心病粗略地分为三类：第一类是染色体畸变所致的先心病，多为非整倍体性染色体异常如 21-三体综合征、18- 三体综合征、13- 三体综合征、Turner 综合征等，以及基因组拷贝数变异如 DiGeorge 综合征(22q11.2 缺失)、Williams-Beuren 综合征(7q11.23 缺失)等。第二类为单基因遗传的先心病，如 Noonan 综合征、Holt-Oram 综合征、Alagille 综合征等。以上两类病变中，先心病胎儿多合并其他心外畸形或病损，仅少数单基因遗传病以先心病为唯一病损。第三类为独立的先心病，其中多基因遗传者占绝大多数，此类患者以心血管畸形为唯一的临床表现。

对先心病胎儿遗传因素的排查和诊断，是产前诊断中很重要的一部分，对胎儿的选择、预后评估和干预起到非常重要的指导作用。异常遗传因素的发现有助于胎儿其他结构异常的检出，明显的遗传因素异常可以帮助父母评估再生育时的风险以及此胎儿成人后生育的风险。尽管因为严重异常选择终止妊娠，但是在终止妊娠的同时进行遗传因素的排查，对家庭今后再生育也具有非常重要的作用。

二、检 测 方 法

发现胎儿先心病后,在遗传咨询、检测意义及检测风险、知情同意的基础上,应该建议进行胎儿有创性产前诊断,必要时父母双方也应进行相关的遗传检测。进行胎儿产前诊断主要是通过有创性手段(比如绒毛活检、羊水穿刺、脐血穿刺等)来获取胎儿细胞或滋养层细胞进行检测;如引产后可取胎儿组织进行检测,父母一般通过外周血检测。常用的遗传检测方法为:

1. 染色体核型分析　是临床中最常用的产前诊断方法,可检测染色体非整倍体异常如 21- 三体综合征、Turner 综合征等,以及大片段结构异常(易位、倒位和插入等)。

2. 荧光原位杂交检测(fluorescence in situ hybridization, FISH)　使用特异区域探针用于部分基因微缺失综合征等的诊断,如 DiGeorge 综合征、Williams 综合征等。

3. 无 创 产 前 基 因 检 测(non-invasive prenatal testing, NIPT)　目前尚归于产前筛查技术,但其对 21- 三体综合征的检出率可高达 99%,同时随着技术的进展,也有用于微缺失综合征、微重复综合征的初步排查,但可能进一步增加筛查假阳性风险。

4. 染色体微阵列分析(chromosomal microarray analysis, CMA)　此技术在胎儿结构异常且染色体核型正常的人群中,提升了 5.2% 的异常检出率,尤其在检测染色体微缺失、微重复上具有突出优势,但无法检测染色体平衡易位和倒位、低水平的嵌合体、DNA 的点突变等。

5. 基因组高通量测序　可以检测由单基因突变引起的先心病或相关综合征,如 Noonan 综合征、Alagille 综合征、Holt-Oram 综合征等。

第九章　胎儿先心病预后评估

一、总　体　原　则

胎儿先心病种类多,严重程度跨度较大,预后也不尽相同。根据先心病的自然转归及目前治疗方法的远期效果,可粗略地将较常见的先心病分为低危、中危和高危三级。

低危是指不影响或较少影响生活质量和自然寿命的疾病,包括永存左上腔静脉、房间隔缺损、室间隔缺损、冠状动脉瘘、肺动脉瓣狭窄(轻度)、主动脉瓣狭窄(轻度)、主动脉缩窄(轻度)等。

中危是指可以手术矫治,但长期生存率数据不足,包括完全型房室间隔缺损、主肺动脉间隔缺损、完全型肺静脉异位引流(心内型、心上型不伴梗阻)、单纯完全型大动脉转位、三尖瓣下移(不伴严重心脏扩大)、法洛四联症(轻、中度)、双主动脉弓等。

高危是指手术方法复杂,部分难以解剖矫治,预后较差;包括永存动脉干、肺动脉闭锁伴室间隔缺损、肺动脉瓣闭锁或重度肺动脉瓣狭窄伴室间隔完整、重型法洛四联症、重度主动脉缩窄或主动脉弓中断、右室双出口、三尖瓣下移(伴随严重心脏扩大)、矫正型大动脉转位、三尖瓣闭锁、心室双入口、左心发育不良综合征、右心发育不良综合征、完全型房室间隔缺损并右室双出口、单心室及只能行单心室手术的心脏畸形、二尖瓣重度狭窄或反流、肺动脉吊带等。

低危及中危的先心病,胎儿宫内生长发育大多不受影响,出生后治疗效果较好,如果继续妊娠,每4周随访一次胎儿超声心动图。

部分高危先心病,如单心室及只能行单心室修补的复杂心脏畸形、左心发育不良综合征等,出生后缺乏有效的治疗方法,即使治疗,效果也较差,需向孕妇及其亲属告知可能需要的治疗方案及预后。

部分先心病由于相关的异常血流动力学,可能导致畸形在宫内进展,逐渐形成严重心血管畸形,包括进展性的房室瓣或半月瓣梗阻及反流、心脏血流量减少引起的进展性房室瓣、心室、主动脉、肺动脉、主动脉弓等发育不良、动脉导管卵圆孔受限或早闭等。对这部分胎儿应给予密切监护及随访,并向孕妇及亲属详细解释说明情况。

部分生后肺循环或体循环动脉导管或房间隔缺损依赖的危重型先心病,如肺动脉闭锁、室间隔完整的完全型大动脉转位、左心发育不良综合征、重度肺动脉瓣狭窄、主动脉弓中断、重度主动脉瓣狭窄、重度主动脉缩窄合并心功能不全、梗阻型完全型肺静脉异位引流等,出生后需要急诊救治及早期手术干预,建议到有先心病诊治能力及新生儿重症监护的医学中心分娩。

每种先心病因严重程度不同而转归不同,上述分级仅是简单区分,便于理解;详尽区分见单一疾病介绍。

另外胎儿先心病同时合并明确的遗传学相关检查异常,或同时合并多脏器畸形,或同时伴有严重胎儿心功能不全及水肿,预后差。

二、常见先心病预后评估

1. 心腔内异常交通

(1) 室间隔缺损:孤立性小的室间隔缺损(ventricular septal defect,VSD)预后良好,出生后40%以上能自发闭合,且大多发生在 2 岁以内,尤其是肌部和膜周部 VSD,对位不良型(干下型)VSD 几乎都很大,不太容易自发闭合。VSD 的治疗分为经胸外科修补和经皮室间隔缺损封堵治疗,大的室间隔缺损易早期出现肺动脉高压及心功能不全,应早期(<6 个月)手术修补,以避免出现不可逆的肺动脉高压,较小的室间隔缺损可择期外科手术修补或经皮介入封堵治疗。绝大多数孤立性 VSD 在进行恰当的治疗后,其寿命及活动水平都将无异于正常人。

(2) 房室间隔缺损:房室间隔缺损(atrioventricular septal defect,AVSD)病理生理差别较大,部分型房室间隔缺损症状轻,可择期手术,手术矫治预后良好。完全型症状重,要求早期(<3~6 个月)手术修复,近年来外科矫治取得了良好效果,近期死亡率降至 4%~5% 以下。该畸形外科修复整体再手术率较高,可高达 10%~15%,主要原因是严重的左侧房室瓣反流及左室流出道梗阻,增加了死亡率。影响预后的因素:房室瓣反流的严重程度、共同房室瓣分隔是否明显不均衡、室间隔缺损大小以及是否合并其他畸形(法洛四联症、右室双出口)。

(3) 主 - 肺动脉间隔缺损:早期诊断、早期治疗是主 - 肺动脉间隔缺损(aortic-pulmonary septal defect,APSD)治疗的关键所在。在器质性肺动脉高压(艾森曼格综合征)形成前,外科矫治效果良好。较大的主 - 肺动脉间隔缺损应早期手术修复(<3 个月),以避免形成不可逆肺动脉高压。对于较小的主 - 肺动脉间隔缺损可择期外科手术修复或经皮介入封堵治疗,效果及预后良好。

2. 心腔异常　单心室(single ventricle,SV)分成左室型单心室、右室型单心室和不定型单心室。单心室患者只能行姑息性手术,远期效果差。

3. 房室瓣异常

(1) Ebstein 畸形:由于该畸形病理生理、病理解剖变化多样,所以预后差别较大,轻者多无症状,也无需手术治疗,重者胎儿宫内死亡或新生儿期死亡。

胎儿期预后不良因素:①心胸面积比值≥0.73;②三尖瓣重度反流;③动脉导管逆向血流;④肺动脉瓣闭锁或血流显著减少;⑤合并三尖瓣缺如;⑥Celermajer 指数(指数:右房＋房化右室之面积之和/功能右室＋左房＋舒末左室面积之和)≥1.69;⑦肺动脉瓣反流。

(2) 三尖瓣发育不良:三尖瓣发育不良(tricuspid valve dysplasia,TVD)与 Ebstein 畸形病理生理有类似之处,但三尖瓣显著反流为其突出表现,可伴有部分瓣膜无发育。出现以下征象表示预后不良,胎儿期及新生儿期死亡率很高,①三尖瓣重度反流;②动脉导管逆向血流;③肺动脉瓣闭锁或血流显著减少;④肺动脉瓣反流;⑤胎儿明显水肿。

(3) 三尖瓣闭锁或狭窄:三尖瓣闭锁(tricuspid atresia,TA)或重度狭窄病理生理与单心室(左室型)类似,只能行单心室修复,预后不良。关于胎儿期三尖瓣狭窄的资料匮乏,右心房明显增大、三尖瓣正向血流稀疏或伴有动脉导管逆向血流或肺动脉瓣显著狭窄或闭锁,则提示预后不良。

(4) 二尖瓣闭锁或狭窄:二尖瓣闭锁(mitral atresia,MA)或重度狭窄病理生理与单心室(右室型)类似,只能行单心室修复,预后不良。胎儿轻度二尖瓣狭窄多由二尖瓣瓣上环或单组乳头肌引起,在胎儿期诊断困难。

4. 半月瓣异常

(1) 肺动脉瓣狭窄:轻度肺动脉瓣狭窄(pulmonary stenosis,PS)出生后多无明显临床症状,也无需干预治疗。重度狭窄需要生后早期干预(外科瓣膜成型术或经皮球囊肺动脉瓣成形术),三尖瓣反流峰值流速 V_{max}≥370cm/s,肺动脉瓣正向峰值流速 V_{max}≥320cm/s(建议连续多普勒测量)或伴有动脉导管明显逆向血流则提示重度狭窄。该畸形有逐渐加重的倾向,所以产前要定期复查。如果严重的肺动脉瓣狭窄合并右心室明显缩小,功能明显减退(瓣环内径比值:三尖瓣瓣环内径/二尖瓣瓣环内径(TVAD/MVAD)<0.7,心室长度比值:右心室长度/左心室长度(RVL/LVL)<0.6,三尖瓣正向血流持续

时间 < 心动周期的 0.32)或可能存在右室依赖的冠脉循环(右心室窦状隙明显开放),则提示只能行单心室矫治,预后不良。

(2)主动脉瓣狭窄:轻度主动脉瓣狭窄(aortic stenosis,AS),伴或不伴有二叶畸形,无需处理,可能到老年才出现症状。胎儿期主动脉瓣狭窄,超声征象出现越早说明症状越重,胎儿期及新生儿期死亡率很高。出现下面几种征象表明预后很差:①心功能正常时,主动脉瓣正向流速 V_{max} 400cm/s(连续多普勒测量);②中孕早期出现左心室发育不良,伴有左室容积明显缩小;③左心室显著扩张伴有继发性心内膜增生症,心功能明显受损;④左心室明显扩张伴有胎儿水肿;⑤左心室明显扩张伴有二尖瓣重度反流和左心房扩大。

5. 主动脉弓异常

(1)主动脉缩窄:主动脉缩窄(coarctation of aorta,CoA)在胎儿期及出生后变化较大,精确预后评估困难。

(2)主动脉弓中断:主动脉弓中断(interruption of aortic arch,IAA)为动脉导管依赖性先心病,如不进行手术,新生儿期 75% 以上死亡;生后应通过药物(前列腺素类药物)或经皮心导管支架植入,保持动脉导管开放。合并左心室发育不良及气管狭窄者,预后差。

6. 圆锥动脉干畸形

(1)法洛四联症:法洛四联症(tetralogy of fallot,TOF)外科修复总体预后良好,胎儿期评估预后不良因素包括:①肺动脉内径/主动脉内径比值 <0.5;②肺动脉正向流速:文献报道,V_{max}>90cm/s(18~21 周),较大孕周 V_{max}>145cm/s,需要跨环修复;③动脉导管逆向血流或明显侧支形成;④合并肺动脉瓣闭锁、缺如、一支肺动脉缺如;⑤合并明显染色体异常(21- 三体综合征、18- 三体综合征、13- 三体综合征等)。

(2)右室双出口:右室双出口(double outlet right ventricle,DORV)是一种非常复杂的先天性心脏畸形,其病理解剖、病理生理和预后差异巨大。主动脉下室间隔缺损型不论是否合并肺动脉狭窄都可行双心室矫治,手术效果与巨大室缺或法洛四联症类似,预后良好。对无肺动脉狭窄的肺动脉下室间隔缺损型 DORV(或 Taussig-Bing 畸形),病理生理与合并室缺的完全型大动脉转位相似,可行大动脉调转术,效果良好。对于远离两动脉的室间隔缺损型或合并明显肺动脉狭窄的肺动脉下型 DORV,则只能行单心室矫治,预后不良。

(3)永存动脉干:永存动脉干(persistent truncus arteriosus,PTA)易早期出现器质性肺动脉高压和心功能不全,多在婴儿期死亡,即使早期手术矫治,远期预后不佳。

(4)肺动脉闭锁

1)室间隔完整的肺动脉闭锁:室间隔完整的肺动脉闭锁(pulmonary atresia with intact ventricular septum,PA/IVS)是一种严重的先天性心脏畸形,根据心室的发育程度分为右室显著发育不良型(Type Ⅰ)和右心室正常或扩大型(Type Ⅱ)。Ⅰ型症状重,出生后只能行单心室矫治,预后差;Ⅱ型少见,可行双心室矫治,近年来采用内外科联合治疗,显著提高了成功率,手术近期死亡率降至 10%。胎儿期右心室明显缩小,TVAD/MVAD<0.7,RVL/LVL<0.6,胎儿心房压力评分 RAP 评分≥3分(表 9-1),TV 正向血流持续时间 < 心动周期的 0.32 或可能存在右室依赖的冠脉循环,则提示只能行单心室矫治,预后不良。

表 9-1 胎儿心房压力评分(RAP)

评分	0	1	2
三尖瓣反流	轻	中	重
静脉导管	正常	无舒张末期血流	舒张末期血流反转
卵圆孔	正常	中等限制	明显限制
	R-L 分流速度	R-L 分流速度	R-L 分流速度
	<100cm/s	100cm/s~150cm/s	>150cm/s

2)合并室间隔缺损的肺动脉闭锁:合并室间隔缺损的肺动脉闭锁(pulmonary atresia with ventricular septal defect,PA/

VSD)是一种较常见的先天性复杂心脏畸形,解剖变异较大,总体远期预后差。

(5) 完全型大动脉转位:完全型大动脉转位(complete transposition of great arteries,CTGA),如果未经治疗,50%的婴儿会在1个月内死亡,90%婴儿在1岁内死亡,室间隔完整型大动脉转位(TGA/IVS)手术矫治需在出生后2周内进行,所有产前确诊TGA的胎儿需要在拥有新生儿及心脏病专科的中心进行有计划的分娩。目前单纯完全型大动脉转位手术矫治成功率较高,合并复杂畸形的完全型大动脉转位(合并室间隔缺损或轻度左室流出道狭窄,肺动脉瓣环发育良好)手术死亡率低于10%。对于合并严重的肺动脉狭窄预后较差。

(6) 矫正型大动脉转位:矫正型大动脉转位(corrected transposition of great arteries,C-TGA),总体远期预后较差,尤其合并其他心内畸形及严重心律失常。

7. 先天性血管环

(1) 肺动脉吊带:肺动脉吊带生后应尽快行肺动脉吊带矫治术;单纯肺动脉吊带可行肺动脉移植术,预后良好;伴气管狭窄、软化的需同时行气管成形术,难度大,效果差。但胎儿期超声评估气管狭窄及软化困难。

(2) 双主动脉弓:双主动脉弓出生后有症状者,应尽早手术,如不合并气管狭窄及软化,效果良好。合并气管狭窄及软化,效果差。

(3) 右位主动脉弓合并左锁骨下动脉迷走及左侧动脉导管:生后大多无明显症状,较大儿童可能出现吞咽困难,较少出现气管压迫症状。症状明显者可手术切断左侧的动脉导管或动脉韧带,效果良好。

8. 右心发育不良综合征　右心发育不良综合征(hypoplastic right heart syndrome,HRHS)预后差,生后如不治疗,大多数在6个月内死亡。能否根治取决于右心室发育程度;有研究提示三尖瓣环Z值与右心室腔的容积高度相关,临床可以采用三尖瓣环的Z值来判断右心室的大小。一般认为,三尖瓣环

Z值大于 –2,提示右心室发育良好,可考虑行双心室矫治术,手术效果较好。若Z值小于 –5,提示右心室发育很差,适合行单心室矫治,术后并发症多,预后较差。若Z值介于 –2 与 –5 之间,可行一个半心室矫治术。

9. 左心发育不良综合征　左心发育不良综合征(hypoplastic left heart syndrome,HLHS)目前国内尚无有效的治疗手段,即使手术,也需分期多次治疗,预后极差。

10. 完全型肺静脉异位引流　完全型肺静脉异位引流(total anomalous pulmonary venous drainage,TAPVD)大多在新生儿期即出现发绀、呼吸困难等症状,若不治疗,78% 以上患儿 1 岁内死亡。TAPVD 根据异位引流回流的位置分为:心内型、心上型、心下型、混合型。单纯心上型及心内型 TAPVD 的手术效果较好,而心下型、混合型、合并复杂心脏畸形的 TAPVD 可出现残余肺静脉梗阻,有一定的死亡率。

11. 体静脉异常　体静脉异常主要包括永存左上腔静脉、下腔静脉中断伴奇静脉或半奇静脉异常连接、无名静脉弓下走行等,多预后良好,无需干预。体静脉血异常引流入左心房者,需手术矫治,效果良好。

12. 原发性心脏肿瘤　胎儿原发性心脏肿瘤少见,约占所有心脏畸形的 2.8%,常见的有横纹肌瘤、纤维瘤、黏液瘤、畸胎瘤等,大多为良性肿瘤,恶性肿瘤少见。横纹肌瘤最常见,可单发或多发;瘤体较小,对心脏无明显血流动力学影响者,生后有逐渐缩小的趋势,可密切观察,随访至出生;瘤体大造成心脏血流动力学异常者或合并结节性硬化症,预后差。其他肿瘤比较少见,预后主要与肿瘤大小、数目、部位、有无影响血流动力学及心功能有关。

13. 心室憩室及室壁瘤　由于出生后右心负荷降低,胎儿右心室室壁瘤(或憩室)预后一般较好。胎儿左心室室壁瘤(或憩室)预后多样化,较小的预后较好,严重者可胎死宫内。瘤体大小≥正常左室心腔容积、二尖瓣严重反流、左室功能明显受损及出现心房水平的左向右分流、胎儿明显水肿则提示预后不良。

14. 心肌病　胎儿心肌病(fetal cardiomyopathies)目前大多只能对症处理,疗效不肯定,预后较差。预后不良影响因素包括:①发现孕周小;②扩张型心肌病;③继发于母体自身免疫性疾病的心内膜弹力纤维增生症;④合并心外畸形;⑤合并严重心律失常;⑥合并胎儿水肿;⑦合并严重心功能不全。

15. 胎儿期心脏特殊结构异常

(1) 卵圆孔受限或早闭:卵圆孔受限或早闭如果出现右心室明显增大、三尖瓣大量反流、胎儿右心功能障碍及水肿,≥37周可建议分娩,34~37周促胎肺成熟后建议尽早分娩,新生儿期多恢复正常,预后良好。<34周,有可能预后不良。

(2) 动脉导管收缩或早闭:动脉导管收缩常伴有三尖瓣及肺动脉瓣出现不同程度的反流,右心增大,严重者可导致胎儿心功能不全、水肿、死亡。出生后肺动脉压力下降,三尖瓣反流消失,心腔缩小,心功能大多好转,预后良好。临床决策:①≥37周,尽早分娩;②<37周,跨三尖瓣压差≤60mmHg,建议超声心动图密切观察;③<37周,跨三尖瓣压差>60mmHg,促胎肺成熟后尽早分娩。动脉导管早闭应尽早分娩。

第十章 胎儿先心病临床咨询

一、咨 询 时 间

应尽快完成临床咨询。

二、咨 询 地 点

为保护个人隐私,应建立相对独立的咨询诊室。

三、咨 询 人 员

咨询人员可以是超声医生、产科医生、心外科医生、小儿心内科医生、临床遗传学医生,所涉及人员应该具有相应专业资质,并熟悉相关疾病诊治的最新进展。当病情复杂时,建议多学科联合咨询。

四、咨 询 对 象

胎儿父母。

五、咨 询 方 式

咨询人员应该具备良好的沟通技巧和同情心,可以采用图片、模型等多种形式解释,便于胎儿父母充分理解。

六、咨　询　内　容

1. 告知目前相对明确的诊断和不确定诊断,介绍本胎儿心脏与正常心脏的不同之处,解释疾病的病理生理机制。

2. 告知胎儿心脏超声检查的局限性及动态观察的必要性。

3. 告知相应疾病在胎儿期、分娩期、新生儿期、儿童期甚至成人后的可能风险,介绍相关疾病宫内或生后的治疗和预后。

4. 告知遗传检测的必要性,各种检测方法的介绍与推荐,目前遗传学检测的局限性。结合本次妊娠史及染色体检查结果,推断下次妊娠胎儿心血管畸形发生的风险。

七、咨询的医学伦理

尊重生命以及不伤害等医学伦理原则在胎儿医学中是非常重要的。因为母亲是胎儿的载体,所以对胎儿的检测、干预要考虑到对孕妇的可能风险,同样在产科处理过程中,针对孕产妇的诊治也应考虑胎儿的风险。医学的模式已经转变至在医生充分解释告知风险的基础上,由患者知情同意后选择诊治方案。所以,特别是在产前诊断、终止妊娠、分娩时机及方式、宫内治疗、生后干预过程中需要充分体现医学伦理的观点,并同时要遵守法律和法规。

参考文献

1. International Society of Ultrasound in Obstetrics and Gynecology, Carvalho JS, Allan LD, et al. ISUOG Practice Guidelines (updated): sonographic screening examination of the fetal heart. Ultrasound Obstet Gynecol, 2013, 41 (3): 348-350.

2. American Institute of Ultrasound in Medicine. AIUM practice guideline for the performance of fetal echocardiography. J Ultrasound Med, 2013, 32(6): 1067-1082.

3. Donofrio MT, Moon-Grady AJ, Hornberger LK, et al. Diagnosis and treatment of fetal cardiac disease- a scientific statement from the American Heart Association. Circulation, 2014, 129 (21): 2183-2242.

4. Satomi G. Guidelines for fetal echocardiography. Pediatrics International: Official Journal of the Japan Pediatric Society, 2015, 57 (1): 1-21.

5. 全国胎儿心脏超声检查协作组. 胎儿心脏超声检查规范化专家共识. 中华超声影像学杂志, 2011, 20 (10): 904-909.

6. 中国医师协会超声医师分会. 产前超声检查指南 (2012). 中华医学超声杂志: 电子版, 2012, 9 (7): 574-580.

7. 中华医学会儿科学分会心血管学组, 中国医师协会儿科医师分会先天性心脏病专家委员会,《中华儿科杂志》编辑委员会, 等. 胎儿先天性心脏病诊断及围产期管理专家共识. 中华儿科杂志, 2015, 53 (10): 728-733.

8. Allan L, Dangel J, Fesslova V, et al. Recommendations for the practice of fetal cardiology in Europe. Cardiology in the Young, 2004, 14 (1): 109-114.

9. Rychik J, Ayres N, Cuneo B, et al. American Society of Echocardiography guidelines and standards for performance of the fetal echocardiogram.. Journal of the American Society of Echocardiography, 2004, 17 (7): 803-810.

10. Lopez L, Colan SD, Frommelt PC, et al. Recommendations for quantification methods during the performance of a pediatric echocardiogram: a report from the Pediatric Measurements Writing Group of the American Society

of Echocardiography Pediatric and Congenital Heart Disease Council. J Am Soc Echocardiogr,2010,23(5):465.

11. Abuhamad A,Chaoui R. 胎儿超声心动图实用指南. 第3版. 刘琳,译. 北京:北京科学技术出版社,2017.

12. 耿斌,张桂珍. 临床儿童及胎儿超声心动图学. 天津:天津科技翻译出版有限公司,2015.

13. Chiappa EM. 胎儿心脏超声解剖. 唐红,卢漫,刘德泉,译. 北京:人民军医出版社,2013.

14. 董凤群. 胎儿先天性心脏病超声筛查手册. 北京:人民卫生出版社,2016.

15. 接连利,许燕. 胎儿心脏畸形解剖与超声对比诊断. 北京:人民卫生出版社,2016.

16. Rychik J,Tian ZY. 胎儿心血管超声影像医学. 袁丽君,曹铁生,段云友,等译. 北京:科学出版社,2017.

17. 董凤群,赵真. 先天性心脏病实用超声诊断学. 第2版. 北京:人民军医出版社,2011.

18. 李胜利. 胎儿畸形产前超声与病理解剖图谱. 北京:人民军医出版社,2013.

19. 姚远,李胜利,陈秀兰,等. 静脉导管缺失的产前超声诊断. 中国超声医学杂志,2011,27(5):458-460.

20. Berg C,Kamil D,Geipel A,et al.Absence ductus venosus importance of umbilical venous drainage site.Ultrasound Obstet Genecol,2006,28(3):275-281.

21. Schneider C,McCrindle BW,Carvalho JS,et al. Development of Z-scores for fetal cardiac dimensions from echocardiography. Ultrasound Obstet Gynecol,2005,26(6):599-605.

22. 吕国荣,林惠通,王振华,等. 超声心动图检测胎儿右心优势及其临床意义. 中国超声医学杂志,2010,26(11):1024-1027.

23. 谷孝艳,何怡华,刘琳,等. 胎儿超声心动图诊断卵圆孔血流受限或提前闭合及转归分析. 中国医学影像技术,2012,28(8):1583-1586.

24. 董凤群,张晓花,邢小芬,等. 超声心动图对正常胎儿卵圆孔、卵圆孔瓣的定量研究. 中华超声影像学杂志,2012,21(10):916-918.

25. Hung JH,Lu JH,Hung CY. Prenatal diagnosis of atrial septal aneurysm. Journal Clinical Ultrasound,2008,36(1):51-52.

26. Vettraino IM,Huang R,Comstock CH. The normal offset of the tricuspid

septal leaflet in the fetus.J Ultrasound Med,2002,21(10):1099-1104.

27. Dong FQ,Zhang YH,Li ZA,et al. Evaluation of normal fetal pulmonary veins from the early second trimester by enhanced-flow (e-flow) echocardiography. Ultrasound Obstet Gynecol,2011,38(6):652-657.

28. Slesnick TC,Ayres NA,Altman CA,et al. Characteristics and outcomes of fetuses with pericardial effusions. Am J Cardiol,2005,96(4):599-601.

29. Kyeong KS,Won HS,Lee MY,et al. Clinical Outcomes of Prenatally Diagnosed Cases of Isolated and Nonisolated Pericardial Effusion. Fetal Diaqn Ther,2014,36(4):320-325.

30. 袁家,黄萍,王红英,等. 胎儿心包积液的病因与随访研究. 中国医刊,2016,51(3):76-80.

31. Menahem S,Rotstein A,Meagher S,et al. Rightward convexity of the great vessel arising from the anterior ventricle:a novel fetal marker for transposition of the great arteries. Ultrasound Obstet Gynecol,2013,41(2):168-171.

32. 李胜利,文华轩. 胎儿超声断层解剖模式图设计与应用:胎儿三血管切面及三血管气管切面异常表现. 中华医学超声杂志(电子版),2010,7(6):948-966.

33. Moon MH,Cho JY,Park EJ,et al. Three-vessel view of the fetal heart:In utero development of the great vessels. Prenat Diagn,2007,27(2):158-163.

34. 薛敏,张蒂荣,余颖,等. 产前超声诊断胎儿完全血管环的价值. 中华超声影像学杂志,2011,20(8):730-732.

35. 许燕,接连利,姜志荣,等. 三血管观多切面扫查对胎儿先天性血管环的超声诊断价值. 中国超声医学杂志,2015,31(9):807-809.

36. 徐鹏,李军,王音,等. 血管环的产前影像学诊断与预后评估. 中华超声影像学杂志,2015,24(10):845-849.

37. 郭永华. 主动脉与肺动脉内径比值及相对位置在检查胎儿先天性心脏病中的价值. 中华临床医师杂志(电子版),2013,7(6):2457-2460.

38. Wang SF,Ward C,Lee Tannoek A,et al. Pulmonary artery/aorta ratio in simple screening for fetal outflow tract abnormalities during the second trimester. Ultrasound Obstet Gyneeol,2007,30(3):275-280.

39. Ishii Y,Inamura N,Kawazu Y,et al. I-shaped' sign in the upper mediastinum:a novel potential marker for antenatal diagnosis of d-transposition of the great arteries. Ultrasound Obstet Gyneeol,2013,41(6):667-671.

40. 董凤群,张燕宏,卢冬敏,等.胎儿动脉导管的超声检测.中华超声影像学杂志,2011,20(1):49-52.

41. 董凤群,张燕宏,侯振洲,等.超声心动图评价动脉导管对胎儿先天性心脏病的诊断价值.中华超声影像学杂志,2011,20(4):324-326.

42. 朱梅,刘传玺,李垂平,等.彩色多普勒超声诊断胎儿动脉导管早闭.中华超声影像学杂志,2004,13(4):278-280.

43. 张云姣,赵博文,刘志聪,等.超声心动图诊断动脉导管收缩及其临床意义.中华超声影像学杂志,2013,22(4):305-307.

44. Matsui H,Mellander M,Roughton M,et al. Morphological and physiological predictors of fetal aortic coarctation.Circulation,2008,118(18):1793-1801.

45. 张晓花,董凤群,郭亚周,等.胎儿单纯主动脉缩窄的超声诊断分析.中华超声影像学杂志,2014,23(7):632-634.

46. 王锟,董凤群,贺新建,等.孕晚期正常胎儿产前产后主动脉弓峡部血流量参数值的建立.中国超声医学杂志,2016,32(11):1011-1014.

47. Lee W,Riggs T,Amula V,et al. Fetal echocardiography:z-score reference ranges for a large patient population.Ultrasound Obstet Gynecol,2010,35(1):28-34.

48. Ionescu C. The benefits of 3D-4D fetal echocardiography. Maedica(Buchar),2010,5(1):45-50.

49. Yagel S,Cohen SM,Shapiro I,et al. 3D and 4D ultrasound in fetal cardiac scanning:a new look at the fetal heart. Ultrasound Obstet Gynecol,2007,29(1):81-95.

50. Crispi F,Valenzuela-Alcaraz B,Cruz-Lemini M,et al. Ultrasound assessment of fetal cardiac function. Australas J Ultrasound Med,2013,16(4):158-167.

51. Comas M,Crispi F,Cruz-Martinez R,et al. Usefulness of myocardial tissue Doppler vs conventional echocardiography in the evaluation of cardiac dysfunction in early-onset intrauterine growth restriction. Am J Obstet Gynecol,2010,203(1):45.e1-7.

52. Kleinman CS,Nehgme RA. Cardiac arrhythmias in the human fetus. Pediatric cardiology,2004,25(3):234-251.

53. Lopriore E,Aziz MI,Nagel HT,et al. Long-term neurodevelopmental outcome after fetal arrhythmia. Am J Obstet Gynecol,2009,201(1):46.e1-e5.

54. Simpson J. Textbook of Fetal Cardiology. London：Greenwich Medical Media，2000.

55. Krapp M，Kohl T，Simpson JM，et al. Review of diagnosis，treatment，and outcome of fetal atrial flutter compared with supraventricular tachycardia. Heart，2003，89（8）：913-917.

56. 樊庆泊，盖铭英，杨剑秋. 胎儿心律失常的临床意义及预后的研究. 中华围产医学杂志，2003，6（5）：269-272.

57. 赵博文，汤富刚，潘美，等. 频谱多普勒及 M- 型超声心动图检测胎儿心律失常的临床研究. 中国超声医学杂志，2003，19（8）：591-594.

58. 王新房. 超声心动图分析心律失常. 临床心电学杂志，2016，25（4）：241-252.

59. 周开宇，华益民，朱琦，等. 胎儿超声心动图检查对胎儿心律失常和心脏结构异常的诊断价值. 临床儿科杂志，2010，28（7）：644-648.

60. Strasburger JF，Wakai RT. Fetal cardiac arrhythmia detection and in utero therapy. Nature Reviews Cardiology，2010，7（5）：277-290.

61. Strasburger JF，Cheulkar B，Wichman HJ. Perinatal arrhythmias：diagnosis and management. Clinics in Perinatology，2007，34（4）：627.

62. DeVore GR. Assessing fetal cardiac ventricular function. Semin Fetal Neonatal Med，2005，10（6）：515e541.

63. Tsutsumi T，Ishii M，Eto G，et al. Serial evaluation for myocardial performance in fetuses and neonates using a new Doppler index. Pediatr Int，1999，41（6）：722-727.

64. Friedman D，Buyon J，Kim M，et al. Fetal cardiac function assessed by Doppler myocardial performance index（Tei index）. Ultrasound Obstet Gynecol，2003，21（1）：33-36.

65. Di Salvo GD，Russo MG，Paladini D，et al. Two-dimensional strain to assess regional left and right ventricular longitudinal function in 100 normal fetuses. Eur J of Echocardiogr，2008，9（6）：754-756.

66. Bui YK，Kipps AK，Brook MM，et al. Tissue Doppler is more sensitive and reproducible than spectral pulsed-wave Doppler for fetal right ventricle myocardial performance index determination in normal and diabetic pregnancies. J Am Soc Echocardiogr，2013，26（5）：507-514.

67. Huhta JC. Fetal congestive heart failure. Semin Fetal Neonatal Med，2005，10（6）：542-552.

68. Ghawi H，Gendi S，Mallula K，et al. Fetal left and right ventricle

myocardial performance index: defining normal values for the second and third trimesters-single tertiary center experience. Arch Gynecol Obstet, 2016, 294 (5): 917-924.

69. Stulak JM, Burkhart HM, Dearani JA. Reoperations after initial repair of complete atrioventricular septal defect. Ann Thorac Surg, 2009, 87: 1872-1878

70. Dodge-Khatami A, Herger S, Rousson V, et al. Outcomes and reoperations after total correction of complete atrioventricular septal defect. Eur J Cardiothorac Surg, 2008, 34: 745-750.

71. Suzuki T, Bove EL, Devaney EJ, et al. Results of definitive repair of complete atrioventricular septal defect in neonates and infants. Ann Thorac Surg, 2008, 86 (2): 596-602.

72. Louis-Jacques AF, Obican S, Nguyen T, et al. Prenatal diagnosis of aortopulmonary window associated with aberrant subclavian artery. Cardiol Young, 2017, 27 (7): 1441-1443.

73. Freud LR, Escobar-Diaz MC, Kalish BT, et al. Outcomes and predictors of perinatal mortality in fetuses with Ebstein's anomaly or tricuspid valve dysplasia in the current era: a multi-center study. Circulation, 2015, 132 (6): 481-489.

74. Celermajer DS, Cullen S, Sullivan ID, et al. Outcome in neonates with Ebstein's anomaly. J am Coll Cardiol, 1992, 19 (5): 1041-1046.

75. Andrews RE, Tibby SM, Sharland GK, et al. Prediction of outcome of tricuspid valve malformations diagnosed during fetal life. Am J Cardiol, 2008, 101: 1046-1050.

76. Roman KS, Fouron JC, Nii M, et al. Determinants of outcome in fetal pulmonary valve stenosis or atresia with intact ventricular septum. Am J Cardiol, 2007, 99 (5): 699-703.

77. Marantz P, Grinenco SF, et al. Intervention for critical aortic stenosis: advances, research and postnatal follow-up. Curr Opin Cardiol, 2015, 30 (1): 89-94.

78. Kawazu Y, Inamura N, Ishii R, et al. Prognosis in tetralogy of Fallot with absent pulmonary valve. Pediatr Int, 2015, 57 (2): 210-216.

79. Escribano D, Herraiz I, Granados MA, et al. Tetralogy of Fallot: prediction of outcome in the mid-second trimester of pregnancy. Prenat Diagn, 2011, 31 (12): 1126-1133.

80. Poon LC, Huggon IC, Zidere V, et al. Tetralogy of Fallot in the fetus in the current era. Ultrasound Obstet Gynecol, 2007, 29(6):625-627.

81. Gelehrter S, Owens ST, Russell MW, et al. Accuracy of the fetal echocardiogram in double-outlet right ventricle. Congenital Heart Dis, 2007, 2(1):32-37.

82. Lagopoulos ME, Manlhiot C, McCrindle BW, et al. Impact of prenatal diagnosis and anatomical subtype on outcome in double outlet right ventricle. American Heart Journal, 2010, 160(4):692-700.

83. 张岩,李守军,闫军,等. Ⅰ型和Ⅱ型永存动脉干的外科治疗结果及随访分析. 中国胸心血管外科临床杂志, 2012, 19(1):19-21.

84. Gardiner HM, Belmar C, Tulzer G, et al. Morphologic and functional predictors of eventual circulation in the fetus with pulmonary atresia or critical pulmonary stenosis with intact septum. J Am Coll Cardiol, 2008, 13(51):1299-1308.

85. 王智琪,莫绪明,孙剑,等. 小婴儿室间隔完整性膜性肺动脉闭锁外科镶嵌治疗. 中国循环杂志, 2014, 29(1):55-58.

86. Li S, Chen W, Zhang Y, et al. Hybrid therapy for pulmonary atresia with intact ventricular septum. Ann Thorac Surg, 2011, 91(5):1467-1471.

87. Traisrisilp K, Tongprasert F, Srisupundit K, et al. Prenatal differentiation between truncus arteriosus (Types Ⅱ and Ⅲ) and pulmonary atresia with ventricular septal defect. Ultrasound in Obstetrics & Gynecology, 2015, 46(5):564-570.

88. Qamar ZA, Goldberg CS, Devaney EJ, et al. Current risk factors and outcomes for the arterial switch operation. Ann Thorac Surg, 2007, 84(3):871-878.

89. Stoica S, Carpenter E, Campbell D, et al. Morbidity of the arterials witch operation. Ann Thorac Surg, 2012, 93(6):1977-1983.

90. 冯滨,崔彬,刘迎龙,等. 先天性矫正型大动脉转位的外科治疗进展. 中华心胸外科杂志, 2005, 21(2):123-125.

91. Gewillig M, Brown SC, Roggen M, et al. Dysfunction of the fetal arterial duct results in a wide spectrum of cardiovascular pathology. Acta Cardiol, 2017, 26(1):1-11.

92. 张志芳,张玉奇,陈轶维,等. 左下肺动脉吊带的彩色多普勒超声心动图诊断价值分析. 医学影像学杂志, 2016, 26(11):1994-1997.

93. 吴力军,张玉奇,高玲玲,等. 肺动脉吊带的超声心动图诊断价值及漏误诊分析.中国临床医学影像杂志,2015,26(10):696-699.

94. 沈蓉,张玉奇,蔡及明,等.双主动脉弓的超声心动图诊断价值及漏诊分析.医学影像学杂志,2009,19(12):1545-1548.

95. Backer CL,Mongé MC,Popescu AR,et al. Vascular rings. Semin Pediatr Surg,2016,25(3):165-175.

96. Seale AN,Carvalho JS,Gardiner HM,et al. Total anomalous pulmonary venous connection:impact of prenatal diagnosis. Ultrasound Obstet Gynecol,2012,40(3):310-318.

97. Wang SS,Zhang YQ,Chen SB,et al. Regression equations for calculation of z scores for echocardiographic measurements of right heart structures in healthy Han Chinese children. J Clin Ultrasound,2017,45(5):293-303.

98. 蒋演,夏红梅,任冰,等.胎儿右心发育不良综合征超声影像学及病理学研究.中华超声影像学杂志,2013,22(2):115-118.

99. 吴力军,张玉奇,陈亚青,等.先天性三尖瓣口无功能的超声心动图诊断.中华超声影像学杂志,2016,25(8):678-682.

100. 张志芳,张玉奇,陈树宝,等.肺动脉闭锁伴室间隔缺损的产前超声诊断价值分析.医学影像学杂志,2015,25(6):989-992.

101. Martin BJ,Mah K,Eckersley L,et al. Hypoplastic left heart syndrome is not a predictor of worse intermediate mortality post Fontan. Ann Thorac Surg,2017,104(6):2037-2044.

102. Wu YR,Zhang YQ,Chen LJ,et al. Assessment of longitudinal systolic ventricular dysfunction and asynchrony using velocity vector imaging in children with a single right ventricle. Pediatr Cardiol,2014,35(7):1147-1154.

103. Zhang YQ,Sun K,Zhu SL,et al. Doppler myocardial performance index in assessment of ventricular function in children with single ventricles. World J Pediatr,2008,4(2):109-113.

104. 吴兰平,张玉奇,孙锟,等.小儿原发性心脏肿瘤的超声心动图诊断及心功能评估.医学影像学杂志,2012,22(3):364-367.

105. Padalino MA,Reffo E,Cerutti A,et al. Medical and surgical management of primary cardiac tumors in infants and children. Cardiol Young,2014,24(2):268-274.

106. Ezon DS,Ayres NA,Altman CA,et al. Echocardiographic parameters and outcomes in primary fetal cardiomyopathy. J Ultrasound Med,2016,

35(9):1949-1955.

107 Pierpont ME,Basson CT,Benson DW,et al. Genetic basis for congenital heart defects:current knowledge:a scientific statement from the American Heart Association Congenital Cardiac Defects Committee,Council on Cardiovascular Disease in the Young:endorsed by the American Academy of Pediatrics. Circulation,2007,115(23):3015-3038.

108. Hernandez-Andrade E,Figueroa-Diesel H,Kottman C,et al. Gestational-age-adjusted reference values for the modified myocardial performance index for evaluation of fetal left cardiac function. Ultrasound Obstet Gynecol,2007,29(3):321-325.

109. Hernandez-Andrade E,Crispi F,Benavides-Serralde JA,et al. Comtribution of the myocardial performance index and aortic isthmus blood flow index to predicting mortality in preterm growth-restricted fetuses. Ultrasound Obstet Gynecol,2009,34(4):430-436.

110. 张大伟,范颖,李燕娜,等.胎儿卵圆孔提前闭合与妊娠结局的临床分析.实用妇产科杂志,2015,31(6):470-472.

111. Benavides-Serralde A,Scheier M,Cruz-Martinez R,et al. Changes in central and peripheral circulation in intrauterine growth-restricted fetuses at different stages of umbilical artery flow deterioration:new fetal cardiac and brain parameters. Gynecol Obstet Invest,2011,71(4):274-280.

112. 陆国辉,徐湘民.临床遗传咨询.北京:北京大学医学出版社,2007.

113. Manning N,Kaufman L,Robert P. Genitics of cardiological disorders. Semin Fetal Neonatal Med,2005,10(3):259-269.

114. Bossert T,Walther T,Gummert J,et al. Cardiac malformations associated with the Holt-Oram syndrome-report on a family and review of the literature.Thora Cardiovasc Surg,2002,50(5):312-314.

附录一　正常胎儿Ⅱ级心脏超声筛查报告描述内容

胃泡位于左侧腹腔。心脏大部分位于左侧胸腔,心尖指向左前方,心脏大小无明显异常,心率正常,心律齐,未见明显心包积液。左、右心房及左、右心室对称,十字交叉可见,二尖瓣及三尖瓣血流无明显异常,可见左右各一条肺静脉汇入左心房。主动脉发自左心室,肺动脉发自右心室,大血管交叉可见,主动脉与肺动脉比例无明显异常。主动脉弓及动脉导管走向无明显异常。

附录二 正常胎儿超声心动图检查报告

测量参数

右心房(左右径):mm　左心房(左右径):mm

右心室(左右径):mm　左心室(左右径):mm

主动脉瓣环内径:mm　肺动脉瓣环内径:mm

峡部内径:　mm

血流速度:主动脉瓣上 V_{max}　cm/s;肺动脉瓣上 V_{max}　cm/s

超声描述

心率及节律:检查过程中心率　次/分;节律正常。

心脏位置:心脏大部分位于左侧胸腔,心尖朝向左侧,胃泡位于左侧腹腔。

静脉-心房连接:上下腔静脉回流入右心房;可见至少2支肺静脉回流入左心房。

心房:心房正位,左右心房大小及比例未见异常;房间隔上可见卵圆孔,卵圆瓣开向左心房。

心房-心室连接:左心房通过二尖瓣与左心室相连,右心房通过三尖瓣与右心室相连,二尖瓣、三尖瓣结构及血流无明显异常;十字交叉可见。

心室:心室右袢,左右心室腔大小及比例未见异常,心室壁厚度正常。

心室-大动脉连接:左心室发出主动脉;右心室发出肺动脉。

大动脉位置关系:肺动脉位于主动脉左前方,主动脉位于肺动脉右后方,主动脉与肺动脉包绕关系存在。

大动脉:主动脉瓣开闭无明显异常,升主动脉、主动脉弓及降主动脉连续性好,走向及管径无明显异常。肺动脉瓣开闭无明显异常,主肺动脉管径无明显异常,主肺动脉发出左右肺动脉分支后与动脉导管相延续,动脉导管走向及管径无明显异常。

超声提示

胎儿心脏结构及血流未见明显异常。

08检